KLEINE

FETTMONSTER

Der aller erste Ratgeber, wie Sie Ihre Kinder fett, faul und krank machen!

von

Bernd Stößlein

Danksagung:

Meine Danksagung widme ich ausschließlich den Fehlern, die bis jetzt im Laufe meines (Trainings)Lebens gemacht habe! Ich bin froh, über jeden einzelnen dieser Fehler! Denn nur das, was ich alles Falsch gemacht habe, hat mir die Einsicht gebracht nach einem neuen Weg zu suchen, um alles richtig zu machen und mein gewonnenes Wissen nun mit meinen Lesern teilen zu können!

Schlüsselbegriffe

Anleitung zum Dicksein, Kinder, Übergewicht, Adipositas, Flüssigkeitskonsum, Bewegung, Sport, gesunde Ernährung, Kalorien, Proteine, Kohlenhydrate, Fette, Ballaststoffe, Schlaf

Zusammenfassung

Das vorliegende Buch widmet sich im Allgemeinen dem Thema Übergewicht und im Speziellen, dem immer schlimmer werdenden Kampf von Kindern mit ihren überschüssigen Kilos.

Betrachtet werden zunächst Ursachen und Entwicklungstendenzen. Anschließend folgt eine sehr satirische „Anleitung zum Dicksein". Darauf folgen, zwar ebenfalls sehr salopp geschriebene aber dennoch konkrete, Handlungsempfehlungen, um eingefahrene Denkmuster zu beseitigen, neues Wissen zu schaffen und Lösungsansätze zu generieren. Dabei werden die absolut notwendigsten Ernährungsgrundlagen erklärt und so Wissen und Verständnis für Ursachen und Lösungen von Übergewicht und Adipositas aufgezeigt! Warum sind fette Kinder Fett und wie schafft man es aus kleinen Speckwürsten, dauerhaft gesunde und vitale Menschen zu machen!

Key Words

Guide to being fat, children, overweight, obesity, fluid intake, exercise, sport, healthy diet, calories, proteins, carbohydrates, fats, fiber, sleep

Abstract

In general this book is devoted to the topic of obesity and in particular, the eternal struggle of children being overweight. First of all the attention is drawn to initial causes of obesity and possible future trends. In Addition you will read a very satirical "guide to being fat", followed by an, also very casually written, but concrete recommendations for action, to eliminate patterns of thought, to create new knowledge and to generate solutions. The bare minimum nutrition basics are explained and therefore knowledge is created, an understanding of the causes and solutions of overweight and obesity! Why are fat kids fat and how to make it from a small chubby to a permanent healthy and vital adult!

Inhaltsverzeichnis

Tabellenverzeichnis

Über den Autor

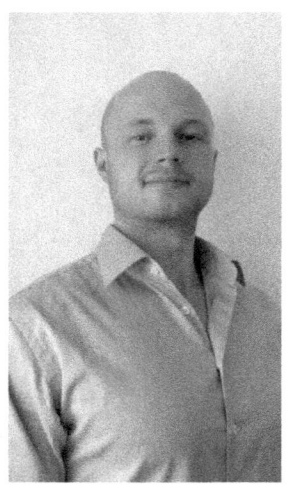

Mein Name ist Bernd Andreas Clemens Stößlein und ich bin Baujahr 1986.

Beim Kinderturnen, im Alter von fünf Jahren, habe ich damals erste Erfahrungen mit der Welt des Sports sammeln dürfen. Danach folgten Leistungsturnen und Leichtathletik. Mit 17 Jahren habe ich dann meine ersten „Gehversuche" in einem Fitnessstudio unternommen, anfangs eher schlecht als recht. Ziemlich schnell packte mich aber die Leidenschaft, Gewichte zu bewegen und ich begann das beflügelnde Gefühl zu genießen, das man durch ein ordentliches Krafttraining bekommt. Mit ca. 19 begann ich dann anzufangen, mit Sinn und Verstand zu trainieren und mich auch um die richtige Ernährung zu kümmern.

Nach dem Abitur habe ich erfolgreich ein dreijähriges, duales Studium zum Bachelor of Arts in Fitnessökcnomie an der Deutschen Hochschule für Prävention und Gesundheitsmanagement absolviert und gleichzeitig Vollzeit, 36 Monate, in einem Kulmbacher Fitnessstudio gearbeitet.

Anschließend folgte ein berufsbegleitendes universitäres Studium zum Master of Business Administration in Sportmanagement, an der Universität Bayreuth. Das Fundament meiner sportökonomischen Ausbildung bildeten dabei die Inhalte der Wissenschaftsfelder Sport, Management, Betriebswirtschaftslehre und Recht.

Neben dem Arbeiten mit den unterschiedlichsten Personen in und außerhalb des Fitnessstudios habe ich zudem das Koordinative- Beweglichkeits- und Krafttraining namens *Sporthusiasmus* für Kinder und Jugendliche konzipiert, das besonders für die Ergänzung zum sehr knapp bemessenen Schulsport Anwendung findet. Das Pilotprojekt wurde bereits im Jahr 2011, mit großem Erfolg, an einer Kulmbacher Grundschule durchgeführt.

Seit 2007 bin ich nun aktiv in der Fitnessbranche tätig und damit Sie auch wissen, mit wem Sie es zu tun haben, möchte ich Ihnen einen kurzen Überblick über meine wichtigsten Qualifikationen geben:

- Master of Business Administration in Sportmanagement (Uni Bayreuth)

- Bachelor of Arts in Fitnessökonomie

- Trainer für Sportrehabilitation

- Ernährungsberater

- Trainer für Ausdauer- und Cardiofitness

- Gesundheitstrainer

- Kommunikationstrainer

- Team– und Qualitätsmanager

Kleine Fettmonster

Der allererste Ratgeber, wie Sie Ihre Kinder fett, faul und krank machen!

1. Einleitung

1.1 Wieso, Weshalb, Warum?

Weshalb haben ich mich nun entschlossen, dieses Buch zu schreiben? Wozu dient es und wieso habe ich mir überhaupt die ganze Mühe gemacht?

Zunächst einmal möchten ich sie darauf hinweisen, dass dieses Buch teilweise zwar satirisch geschrieben ist, es aber nicht meine Intention ist, übergewichtige, adipöse, kranke und sonstige Kinder zu diskriminieren oder mich über sie zu mokieren. Vielmehr sollten Sie, liebe Eltern, dieses Buch mit einem „lachenden" und einem „weinenden" Auge lesen.

Darüber hinaus betrachten Sie es bitte als das, was es ist, eine simple Bedienungsanleitung. Diese gibt Ihnen

Handlungsempfehlungen und entsprechend benötigte Ausführungshinweise, aber entbindet Sie nicht von der eigenständigen Umsetzung. Kurzum, Sie werden hier zwar gefördert, gleichzeitig aber auch gefordert! Sofern Ihnen dazu aber die Motivation fehlt, dann stellen Sie sich gleich zu Beginn doch einmal folgende Frage:

Wer ist schuld an dem Übergewicht Ihrer Kinder? Ihr Partner? Die Gesellschaft? Die Gene? Sind alle in Ihrer Familie übergewichtig, also müssen es Ihre Kinder auch sein?! Die Großeltern, weil sie dem Kind noch zusätzlich Süßigkeiten gegeben haben? Der Nachbar? Die fehlende Zeit? Die Arbeit? Vielleicht der Haushalt?Der Garten?Eventuell das Kind selber, weil es sich Süßigkeiten am Kiosk gekauft hat? Oder vielleicht gar die bösen Chips, Süßigkeiten und Co., die Ihre Kinder natürlich nur „ganz aus Versehen" gegessen haben?

- Natürlich nicht!-

Und genau das wissen Sie auch, liebe Leser! Machen Sie sich also nichts vor! Seien sie bitte so ehrlich zu sich selber und gestehen Sie sich ein, dass Sie für alles im Leben und im Leben Ihrer Kinder selbst die Verantwortung tragen! Denn es war Ihre Entscheidung Kinder zu bekommen !

Also stehen Sie auch in der Pflicht für diese ein gutes Vorbild zu sein, nicht nur beim essen!

Brauchen Sie nun eine Motivation, oder fangen Sie einfach an etwas zu verändern? Ich spreche hier auch bewusst nicht davon, es bloß „zu versuchen" und dann zu sehen, ob es vielleicht funktioniert! Wenn Sie so denken, dann werden Sie kläglich scheitern! Warum? Nun, weil es kein „vielleicht" gibt und, wenn es um die Gesundheit Ihrer Kinder geht, auch niemals geben darf! Entweder Sie, liebe Eltern, unternehmen jetzt sofort etwas, oder lassen es bleiben!

Bitte bedenken Sie: Wenn es Sie nicht herausfordert, wird es Sie und vor allem Ihre Kinder auch nicht verändern! Nichts ist schlimmer als sich in einer „Komfortzone" zu bewegen! Wer rastet, der rostet, sagt schon ein altes Sprichwort. Also fangen Sie an dieses zu leben. Sport und die richtige Ernährung sind dabei nichts anderes als Körperpflege. Sie legen doch sonst auch Wert auf modische Kleidung, schöne Schuhe und ein gepflegtes Äußeres, oder nicht? Sie putzen sich jeden Tag die Zähne (hoffentlich), kämmen sich die Haare, duschen sich, scheiden sich die Fingernägel usw. Warum ist es dann so mühsam, sich richtig zu ernähren und sich körperlich und geistig fit zu halten? Machen Sie es sich zur Gewohnheit, regelmäßig Sport zu treiben und sich richtig gesund zu ernähren! Fangen Sie an, die Vorbildfunktion einzunehmen, die Sie als Eltern erfüllen sollten! Denn merken Sie sich eines:

Bevor ich überhaupt damit beginne, Ihnen ein paar beispielhafte Trainingspläne darzustellen und Tipps für eine ausgewogene

3

Ernährung Ihrer Kinder zu geben, möchte ich noch anmerken, dass jedwedes Training, damit verbundene Erfolge und muskuläre Zuwächse nur auf regelmäßiger Anwendung beruhen! Erwarten Sie am Anfang nicht zu viel und bleiben Sie unbedingt am Ball, auch wenn sich Erfolge nicht sofort einstellen. Es wird sich etwas ändern und Ihre Kinder werden die Vorzüge eines gesunden, vitalen neuen Körpergefühls lieben lernen!

Ich gehe davon aus, dass Sie dieses Buch lesen, weil Sie sich und insbesondere Ihren Kindern etwas gutes tun wollen und Ihnen die Gesundheit (psychisch wie physisch) sehr am Herzen liegt.

Deshalb liebe Leser, nehmen Sie sich die Sache mit der Regelmäßigkeit bitte wirklich zu Herzen!

Lassen Sie keine Ausreden gelten, warum Sie ausgerechnet heute keine Zeit für Ihr Training haben oder Ihnen gerade die Zeit fehlt etwas Gesundes zu kochen!

Egal ob familiär, beruflich oder aus sonstigen Gründen! Ich kann gar nicht genug betonen, wie wichtig mir dieses Anliegen ist! Denn:

- Wenn Sie keine Zeit für Training und Gesundheit Ihrer Kinder finden, werden diese bestimmt Zeit für Faulheit und Krankheit finden! –

Genau so wie Sie keine extra Motivation zum Atmen benötigen habe ich mich nun ganz einfach dazu entschlossen dieses Buch zu veröffentlichen, mich hingesetzt und es dann einfach getan. Die meiste Zeit hat es auch verdammt viel Spaß gemacht, es zu schreiben! Doch was ist meine Intention, die ich damit verfolge? Nun ganz einfach. In einem schier unüberschaubaren Dschungel an Literatur über Diäten, die nebenbei gesagt ohnehin alle nicht dauerhaft umzusetzen sind, versuche ich nun einmal den umgekehrten Weg zu gehen. Ich zeige Ihnen auf eine sehr individuelle Art auf, wie man nicht abnimmt und wie Sie Ihre Kinder zu kleine Sitzsäcken erziehen! Ich hoffen, dass Sie sich und Ihren Nachwuchs in den Aussagen und dem teilweise unglaublichen Irrsinn, der von sich gegeben wird zumindest ein kleines bisschen wiederfinden, über sich selber schmunzeln können, um anschließend zu wissen, dass Sie etwas falsch machen und die nötigen Schritte zur Kurskorrektur einleiten. Tun Sie es einfach. Denn auch hier gilt das alte Sprichwort:

-Es ist noch kein Meister vom Himmel gefallen!-

1.2 Motorischer Leistungsstand von Kindern und Jugendlichen

Bevor es aber richtig los geht, betrachten wir einmal erst ganz seriös den aktuellen Forschungsstand zur motorischen Leistungsfähigkeit und körperlich sportlichen Aktivität von Kindern und Jugendlichen. Ich behaupte, dass es diesbezüglich eigentlich nur relativ wenig aussagekräftiges Material gibt, geschweige denn systematisch, einheitliche Studien. Wobei es mit

Studien auch immer so eine Sache ist. Glauben Sie hier bitte nicht alles, was Sie lesen und glauben Sie nicht nur das, was sie sehen! Ihre Stromrechnung bezahlen Sie bspw. auch, obwohl Sie nie Ihren Strom sehen! Schalten Sie hier Ihren gesunden Menschenverstand ein und hinterfragen Sie Aussagen wie bspw. „wissenschaftlich bestätigt". Differenzieren Sie bitte auch zwischen Studienergebnissen, die „in vitro" (im Reagenzglas) oder „in vivo" (in lebenden Organismen) getestet wurden. Stellen Sie sich immer die Frage nach der Repräsentativität! Wie aussagekräftig ist die Studie wirklich? Vorsicht bei Aussagen wie beispielsweise „Steigerung um 200%". Legen Sie hier größten Wert auf den Gesamtzusammenhang! Denn wenn wir bei genanntem Beispiel bleiben, könnte ich auch Folgendes behaupten:

Nach dem Absolvieren eines 16 wöchigen Trainingsplans, zur Steigerung der Klimmzugleistung, habe ich es geschafft, meine Anzahl an korrekt absolvierten Klimmzügen um 200% zusteigern! Klingt gut oder? Das kommt ganz darauf an! Denn wenn Sie zu Beginn einen sauber ausgeführten Klimmzug schaffen und nach 16 Wochen dann in der Lage sind zwei korrekte Klimmzuge zu absolvieren, haben Sie Ihre Leistung tatsächlich um 200% gesteigert.

Klingt gut, oder? Es ist aber tatsächlich auch der selbe Sachverhalt, wenn Sie schreiben würden:

Ich habe mich von einem auf zwei Klimmzüge gesteigert, in 16 Wochen. Wie klingt das für Sie?

Nach einer eher schwachen Leistung? Stimmt. Aber es verdeutlich, wie unterschiedlich der gleiche Sachverhalt dargestellt oder sagen wir lieber verkauft werden kann! Entscheidend sind in diesem Beispiel alleine die Wörtchen „um" und „auf", die den kleinen aber feinen Unterschied machen!

Bitte hinterfragen Sie auch stets wer eine Studie durchgeführt hat. Ob ein Unternehmen oder ein möglichst objektives und unabhängiges Institut! Wie viele Teilnehmer haben ein Produkt oder eine Dienstleistung wirklich aktiv getestet, oder sind sie nur dazu befragt worden?!

Denn auch hier gilt: Wenn 90% der Befragten von der Wirksamkeit überzeugt sind, ist es ein himmelweiter Unterschied, ob ich eingangs 1000 Probanden oder nur 10 befragt habe!

- Sie wissen jetzt also, dass Wissenschaft nicht immer auch wirklich Wissen schafft! -

Als evident, zumindest laut aussagekräftigen Studien, gilt dennoch ein Defizit, bei 40-60% aller Kinder, in den Fähigkeiten Motorik, Haltung sowie Koordination.[1] Der Anteil motorisch leistungsschwacher Grundschulkinder ist dabei in Ballungszentren extrem hoch und liegt bei 50%.[2]

---

[1] Vgl. Hurrelmann (1999) S. 4-8, Eyermann (2000) S. 148-149.
[2] Vgl. Gabler (1998), S. 16-22.

Grundsätzlich kann man also davon ausgehen, dass sich die motorischen Fähigkeiten von Kindern auf einem sehr niedrigen Niveau befinden!

1.3 Übergewicht und Adipositas bei Kindern und Jugendlichen

Einwandfrei belegen lässt sich auch die Tatsache, dass Übergewicht und Adipositas mittlerweile bei deutschen Kindern einen hohen Prozentsatz erreicht haben. Tendenz steigend!

In konkreten Zahlen ausgedrückt heißt das, dass schon 15% der Kinder unter Übergewicht leiden, davon ein Drittel (6,3%) bereits an Adipositas! Vergleicht man den Anteil betroffener Kinder mit dem der 1980er und 1990er-Jahre so lässt sich eine Steigerung um 50% feststellen. Der Anteil „wächst" dabei sozusagen mit den Kinder und Jugendlichen pro Lebensjahr mit.[3] Fakt ist ebenfalls der feststellbare Zusammenhang zwischen Übergewicht sowie Adipositas und dem Sozialstatus und Migrationshintergrund. Je höher der Sozialstatus, desto geringer das Risiko.

So steht dieses in einem indirekt proportionalen Verhältnis zum sozialen Status. Dies wird besonders bei Mädchen deutlich. Mit 15% beträgt ihr Wert, in sozial schwachen Familien mehr als das Dreifache dessen von Mädchen aus Familien mit hohem Sozialstatus. Ähnliches gibt es über Kinder mit

---

[3] Vgl. BZgA, Rober Koch Institut (2008), S. 41.

Migrationshintergrund zu berichten. Hier treten Übergewicht und Adipositas, im Verhältnis zu gleichaltrigen deutschen Kindern, verstärkt auf.[4]

An die 30% aller Adipösen weisen darüber hinaus noch eine zusätzliche Essstörung, die sogenannte „Binge-Eating-Disorder" (binge = engl. für Gelage; disorder = Störung), auf. Bei den Betroffenen treten in regelmäßigen Abständen regelrechte Fressattacken auf, welche ihr Ernährungsverhalten so drastisch verändern, dass Essen dabei nicht mehr vordringlich im Sinne von Nahrungsaufnahme (Zufuhr von Energie, Vitaminen, Mineralien etc.) verstanden wird, sondern sich diese Menschen dadurch belohnen, trösten oder beruhigen![5]

1.4 Ursachen von Übergewicht und Adipositas

Doch wer trägt die Schuld am Übergewicht der Kinder? Die Last müssen diese tagtäglich mit sich herumschleppen, während ihr Körper darunter leidet. Von der Psyche ganz zu schweigen!

Doch verantwortlich gemacht werden, können diese, meiner Meinung nach, nur bedingt. Denn kaum ein Kind im Grundschulalter wird in der Lage sein, seine physische Konstitution objektiv und unter gesundheitlichen Aspekten beurteilen zu können! Zu den bekanntesten Ursachen für

---

[4] Vgl. BZgA, Rober Koch Institut (2008), S. 42.
[5] Vgl. (H.-K., Ernährungsmedizin: nach dem Curriculum Ernährungsmedizin der Bundesärztekammer, 2004, S. 337)

Übergewicht im Kindesalter zählen, meiner Meinung anch, dabei insbesondere:

- Mangelnde Vorbildfunktion der Eltern und des familiären Umfeldes
- Viel zu wenig Bewegung
- Zu große Kalorienzufuhr
- Falsche Ernährungszusammensetzung
- Falsche Ernährungsgewonheiten
- Zu wenig und falscher Flüssigkeiskonsum
- Psychologische Ursachen (bspw. Kompensationsverhalten)
- Tatsächliche medizinische Probleme (bspw. durch Medikamenteneinnahme
  oder Störungen des endokrinen Systems)
- Usw.

1.5 Ganztagsschulen im Überblick

Betrachten wir auch einmal das schulische Umfeld. Der Wandel vom traditionellen, halbtägigen Schulmodell hin zur Ganztagsschule mit Ganztagesangeboten ist nämlich mittlerweile deutschlandweit durch eine progressive Entwicklungsdynamik gekennzeichnet. Welches politische Interesse dem zu Grunde liegt, lässt sich durch das vier Milliarden Euro Bundesprogramm („Investitionsprogramm Zukunft Bildung und Betreuung") belegen, welches Kommunen zur Einrichtung von zusätzlich

10.000 Ganztagsschulen alleine im Zeitraum zwischen 2003-2007 zur Verfügung stand[6.] Unterschieden werden dabei zwei Formen der Ganztagsschule. Auf der einen Seite die offene Ganztagsschule, in der wie gewohnt vormittags unterrichtet und nachmittags ein freiwilliges Angebot offeriert wird. Verpflichtend ist für dieses Modell allerdings eine Anmeldung der Schülerinnen und Schüler im Voraus, für ein ganzes Schuljahr. Auf der anderen Seite die gebundene Ganztagsschule, in der für die Schüler ein obligatorisches ganztägiges Konzept besteht. Hierbei wird das traditionelle 45minütige Stundensystem jedoch gelockert und es wechseln sich Phasen von Unterricht und Freizeit ab.

1.6 Die neue Bedeutung des Sports in der offenen Ganztagsschule

Um dem stetig wachsenden Bedarf an kompetentem Personal gerecht zu werden, sind Ganztagsschulen zum Großteil an Fachkräfte außerhalb des Lehrpersonals angewiesen. Somit entstehen ganz neue Kooperationsmöglichkeiten zwischen Schulen und gewerblichen Anbietern.

Welche pädagogische Signifikanz den verschiedenen externen Sportangeboten dabei innerhalb Ganztagsschulen zugemessen werden kann, ist bislang lediglich im Ansatz erforscht worden[7].

---

[6] Vgl. Oelerich (2007), S. 13.
[7] Vgl. Fessler (2003) S. 210-225, Kohl (2004) S. 14-19, Naul (2005) S. 68-72.

Die mannigfaltigen positiven Effekte des Sports auf das Lernen und die gesamte schulische Entwicklung ist dagegen hinreichend belegt worden[8].

Betrachtet man nun die konkrete Umsetzung von Sportangeboten in öffentlichen Ganztagsschulen, mit dem Hintergrund der bereits genannten motorischen Defizite sowie den Risikofaktoren Übergewicht und Adipositas, besteht meiner Meinung nach, Anlass zur Kritik. Denn viele der externen Anbieter sind Sportvereine und gestalten ihre Konzepte mit wettkampforientiertem „Leistungsdenken". Gefordert bzw. nachhaltig gefördert werden dann wieder nur die Kinder, die einen „Mehrwert" für den Verein bieten. Auf diese Weise wird die „soziale Schere" aktiver und inaktiver Kinder jedoch nicht geschlossen, sondern führt, im Gegenteil, erneut zu einer „zweigipfeligen Verteilung".

1.7 Warum Grundschulsport also nicht ausreicht

Um zu verstehen, warum der Sport in der Grundschule für ein aktives und gesundes Kind nicht ausreichen kann, werfen wir zunächst einen kurzen Blick auf sie Stundenverteilungen, des offiziellen Lehrplans, der Jahrgangsstufen eins bis vier.[9]

---

[8] Laging, Schillack (2000).

[9] Betrachtet wurde hier der offiziell genehmigte Grundschullehrplan aus Bayern, (https://www.isb.bayern.de/schulartspezifisches/lehrplan/grundschule/, Zugriff v. 25.02.2014).

Durchschnittliche Anzahl an Sportstunden pro Monat (Bitte beachten: Eine Schulsportstunde beträgt nur 45 Minuten!)			
1. Klasse	2. Klasse	3. Klasse	4. Klasse
6 (6,18)*	10 (9,74)	10 (9,74)	10 (9,74)

Tabelle 1: Durchschnittliche Anzahl an monatlichen Sportstunden, bezogen auf die Klassenstufen eins bis vier einer bayerischen Grundschule, eigene Darstellung, in Anlehnung an: GVBl 2008, S. 684, http://www.gesetze-bayern.de/jportal/portal/page/bsbayprod.psml?showdoccase=1&doc.id=jlr-VoSchulOBY2008V10Anlage2, Zugriff v. 26.02.2014).

* Rechenbeispiel:

Gerechnet wurde hier folgendermaßen. In Jahrgangsstufe eins, setzt sich die Anzahl an Sportstunden beispielsweise wie folgt zusammen:

September (4) + Oktober (8) + November (6) + Dezember (6) + Januar (6) + Februar (8) + März (8) + April (4) + Mai (4) + Juni (8) + Juli (6).

Daraus ergibt sich eine Summe von 68 Schul-Sportstunden à 45 Minuten, pro Schuljahr!

Teilt man die 68 nun durch 11 Schulmonate, kommt man auf eine durchschnittliche, monatliche Schulstundenanzahl von, sage und schreibe, 6,18 Stunden. Wohl gemerkt Schulstunden, zu je nur 45 Minuten!

Das bedeutet, auf volle Stunden à 60 Minuten umgerechnet, schon einmal nur noch 51 Stunden pro Schuljahr (68 Stunden x 45 Minuten = 3060 Minuten geteilt durch 60 Minuten, ergibt 51 ganze Stunden)!

Runtergerechnet, auf die wöchentliche Anzahl an ganzen Sportstunden, reduzieren sich die vormals 6,18 Schulsportstunden nun auf lediglich 4,63 ganze Stunden (51 geteilt durch 11 = 4,63)!

Daraus wird deutlich, wie wenig Sport Ihr Kind in der Schule eigentlich treibt! Damit wir uns richtig verstehen, meine Intention ist es jetzt keineswegs, die Schule in irgend einer Form dafür zu kritisieren, in welchem Umfang sie Sportstunden verpflichtend für Schüler vorschreibt oder ähnliches.

Meine Absicht ist es dagegen aufzuzeigen, wie wenig Sport meiner Meinung nach Kinder in der Grundschule treiben und welchen Sinn deshalb eine adäquate Ergänzung macht. Deren Umsetzung liegt selbstverständlich bei den Eltern und nicht im Aufgabenbereich der Schule! Man sollte sich nur stets über das „Gefälle" zwischen Aktivität und Inaktivität im Klaren sein! Denn man sollte bitte immer jeden Sachverhalt in einem Gesamtzusammenhang betrachten! Vergleicht man also bspw. alleine die Anzahl an Stunden, die ein Grundschulkind durchschnittlich pro Woche in der Schule sitzt, mit der Anzahl an Schulsportstunden so kommt man zu folgendem Ergebnis:

Wie betrachten nun ein Beispiel, das sich aus der Anzahl an offiziellen Schulstunden der ersten Klasse in Bayern zusammensetzt.[10] Die offizielle Anzahl an Schulstunden, die ein Erstklässler pro Woche zu absolvieren hat, betragt 23 Stunden [11].

Davon entfallen zwei Stunden für Religion/Ethik, 16 Stunden für Heimat- und Sachkundeunterricht, eine für Werken/Textiles Gestalten, zwei für Unterricht zur „individuellen und gemeinsamen Förderung" und zwei Stunden für Sport. Bereinigen wir unser Beispiel also um diese zwei Stunden Sportunterricht, verbleiben noch 21 Stunden. Davon ziehen wir noch einmal jeweils zwei Pausen ab, einmal mit 15 und einmal mit 10 Minuten.

Macht insgesamt 15,3 ganze Stunden sitzen pro Woche!

Rechnung: 21 stunden à 45 Minuten = 945 Minuten.

945 – 15 Min (große Pause) – 10 Min (kleine Pause) = 920 Min.

920 Min geteilt durch 60 Minuten = 15,3 Stunden pro Woche!

Dies soll nun kein Aufruf zu einem stehenden Unterricht oder Mumpitz wie antiautoritärer Erziehung werden. Es soll lediglich einmal aufzeigen, wie viel Schulkinder bereits in der ersten Klasse mit Sitzen verbringen.

---

[10] GVBl 2008, S. 684,(http://www.gesetze-bayern.de/jportal/portal/page/bsbayprod.psml?showdoccase=1&doc.id=jlr-VoSchulOBY2008V10Anlage2, Zugriff v. 26.02.2014).
[11] Zahl der Unterrichtsstunden eines Erstklässlers (http://www.gesetze-bayern.de/jportal/portal/page/bsbayprod.psml?showdoccase=1&doc.id=jlr-VoSchulOBY2008V10Anlage2, Zugriff v. 25.02.2014).

Verlässt man sich als Elternteil nun alleine auf zwei Schulstunden zu je 45 Minuten, so sitzt ein Erstklässler pro Woche gut 10 (10,2) mal so lange, wie er Sport treibt!

Rechnung: 15,3 Stunden Unterricht (ohne Sport und Pausen, siehe oben) geteilt durch 1,5 Stunden Schulsport pro Woche = 10,2!

Die Zeit, die ein Schüler „absitzen" muss, nimmt dabei von Klasse zu Klasse weiter zu, die Anzahl an Sportstunden allerdings, steigt nur um eine Schulsportstunde ab der zweiten Klasse und bleibt bis zum Ende der vierten Klasse konstant (à 45 Minuten!). So müssen Zweitklässler in der Woche bereits 16 (15,75) ganze Stunden sitzen. Ihr Sportunterricht beträgt aber nur 3 x 45 Minuten pro Woche, was 2,25 ganzen Stunden entspricht.

Ein Zweitklässler sitzt also sieben mal länger, als dass er sich in der Schule bewegt!

Rechnung:

24 Unterrichtsstunden x 45 Minuten = 1080 Minuten Unterricht.

Sportunterricht = 3 x 45 Minuten = 135 Minuten Sport.

135 geteilt durch 60 Minuten = 2,25 ganze Stunden

1080 − 135 = 945 Minuten. 945 geteilt durch 60 Minuten = 15,75 Stunden!

15,75 geteilt durch 2,25 = 7!

In der dritten Jahrgangsstufe wächst die wöchentlich Unterrichtszeit dann weiter auf 28 Stunden, davon entfallen wiederum drei Schulstunden für den Sportunterricht! Das Endergebnis lautet hier:

Ein Drittklässler sitzt also bereits acht (8,33) mal länger, als dass er sich in der Schule bewegt!

Rechnung:

Die Rechnung ist dabei die gleiche wie, oben. Sie müssen lediglich den Parameter der Stunden tauschen! Statt 24 Stunden, rechnen Sie nun mit 28 Gesamtstunden (Schulstunden!)

28 Unterrichtsstunden x 45 Minuten = 1260 Minuten Unterricht.

Sportunterricht = 3 x 45 Minuten = 135 Minuten Sport. (Bleib gleich)

135 geteilt durch 60 Minuten = 2,25 ganze Stunden (Bleibt gleich)

1260 – 135 = 1125 Minuten. 1125 geteilt durch 60 Minuten = 18,75 Stunden! (Also drei ganze Stunden länger)

18,75 geteilt durch 2,25 = 8,33!

In der vierten Klasse sitzen Ihre Kinder dann noch eine Stunde länger, was zu einer Gesamtstundenanzahl von 29 Schulstunden pro Woche führt.

Als Endergebnis bedeutet das:

Ein Viertklässler sitzt fast neun (8,66) mal so lange, als dass er sich in der Schule bewegt!

Wenn Sie sich, aus welchen Gründen auch immer, nur auf die Schule verlassen und meinen Ihre Verantwortung bezüglich der Gesundheit Ihrer Kinder abgeben zu können, dann legen Sie bitte wenigstens Wert darauf, dass der Schulsport auch regelmäßig stattfindet! Jeder Lehrer ist mal krank, kein Problem! Aber wenn der Sportunterricht öfters oder länger ausfällt, dann liegt es an Ihnen, nachzuhaken und dafür zu sorgen, dass Ihre Kinder wenigstens in der Schule ein wenig Sport treiben. Denn ein bisschen was machen ist allemal besser als nichts zu tun!

Bitte nehmen Sie sich diese Aussage aber nicht als Leitspruch!

Was wir in unseren Beispielen allerdings noch außer Acht gelassen haben, ist zum einen die Tatsache, dass von 45 Minuten Sport ja nicht wirklich auch 45 Minuten lang Sport getrieben wird!

Hier könnten wir locker noch einmal mind. 10 Minuten für an- und umziehen abziehen, wenn nicht mehr (anhängig von einer

Vielzahl von Faktoren, wie bspw. der Klassengröße, Temperament der Schüler und Durchsetzungskraft der Lehrkraft etc.)!

Das würde die reine „Sportzeit" noch weiter schrumpfen lassen. Zum anderen haben wir die Schulwege außer Acht gelassen, die meistens auch im Sitzen verbracht werden, Frühstück, Mittag- und Abendessen, Computerspielen etc.

So lässt sich ein typischer Tagesablauf eines Grundschülers beispielsweise wohl eher wie folgt zusammenfassen:

Wenn die Kinder aufstehen wird, hoffentlich, gefrühstückt, was verständlicher weise im Sitzen stattfindet! Von der Wahl des Frühstücks mal abgesehen. Und nein, ein Brötchen im Auto zu essen, während man nebenbei noch schnell die versäumten Hausaufgaben erledigt ist kein Frühstück!

Hier wieder mein Appel an Euch, liebe Eltern! Das Kind macht nach, was es vorgelebt bekommt!

Auch für die großen „Kinder" gilt also: Gefrühstückt wird in Ruhe, möglichst mit der ganzen Familie und es wird dabei keine Zeitung gelesen und es läuft erst recht kein Fernseher!!! Also bitte kein schnelles Herrunterwürgen eines fetttriefenden Croissants in der einen Hand, während man den Becher heißen Kaffee, natürlich ohne Abdeckung, in der anderen Hand balanciert, versucht sich anzuschnallen und mit den Knien das Lenkrad im Auto bedient!

Anschließend folgt die Fahrt zur Schule. Ob nun im privaten PKW oder mit öffentlichen Verkehrsmitteln wie Bus und Bahn, spielt dabei keine Rolle. Alles findet wieder im Sitzen statt!

In der Schule erwartet die Kinder dann das Gleiche, Sitzen, Sitzen, Sitzen! Wenn man mal von den insgesamt unglaublichen 25 Minuten an Pausen absieht. Auf dem Nachhauseweg wiederholt sich dann das selbe Szenario wie bereits auf dem Schulweg, sitzend! Mittags wird dann wieder gegessen und, wenn man Glück hat, dann immerhin nicht vor dem Fernseher oder Computer, sondern an einem Esstisch mit der Familie. Anschließend müssen irgendwann ja noch die lästigen Hausaufgaben erledigt werden und es wird noch mehr gesessen.

Spätestens danach sind wir damals, als Kinder, zum Spielen aus dem Haus gerannt und man musste uns abends wieder quasi mit einem Lasso einfangen!

Doch heute im Zeitalter von Social Media und Co. setzten sich Kinder lieber vor einen Computer, Tablet etc, um sich virtuell mit ihren Freunden zu „treffen" und zu „ chillen". Dabei hält sich die körperliche Aktivität natürlich in Grenzen und es wird wieder nur gesessen oder gelegen.

Abschließend folgt ein Abendessen, meist während man schon wieder, oder immer noch, vor dem Fernseher sitzt und zombimäßig irgendwelche Fertigprodukte in sich hineinschaufelt! Danach wird meist, aus schierer perfider Langeweile, ein Berg an Süßem und/oder Fettigem verzehrt. Meist leider mit Zuckerlimos oder Colagetränken heruntergespühlt, bis es Zeit fürs Bett ist.

Anmerkung:

Mir ist selbstverständlich bewusst, dass man sich beim Essen zusammen an einen Tisch setzt und nicht umherläuft. Ferner ist es natürlich auch wichtig, für ein konstruktives Unterrichten, dass die Kinder während des Unterrichts still sitzen, um konzentriert arbeiten zu können. Dieser fiktive Tagesablauf soll nur verdeutlichen, wie wenig sich unsere Kinder in der heutigen Zeit noch bewegen! Dabei handelt es sich hier ja nur um einen exemplarischen Tagesablauf, der sehr stark vereinfacht wurde. Dieser lässt sich ja beliebig an Inaktivität erweitern. Denn heutzutage wird ja nahezu überall mit dem Auto hingefahren. Selbst das gute alte Fahrrad wird zunehmend durch E-Bikes ersetzt, usw, usw.

Dieser kleine, eher wissenschaftlich formulierte Exkurs sollte einen knappen Überblick zur problemspezifischen Thematik der aktuellen Lage von Kinder und Jugendlichen geben. Er ist nötig um die Relevanz der Thematik zu begreifen und zu verstehen, welche Rahmenbedingungen bestehen und um alles in einen Gesamtkontext einordnen zu können.

1.8 Warum sollten Kinder stark sein?

Auch ohne die vorangegangenen Informationen, dürfte jedem der Leser meines Buches klar sein, dass der Großteil aller Kinder heutzutage ganz einfach viel zu dick ist! Demzufolge sind sie auch schwach, an körperlicher und damit verbundener geistiger Leistungsfähigkeit! Dagegen sollten sie vor Kraft und Gesundheit nur so strotzen! Wenn ich Kraft sage dann meine ich natürlich, dass ein Kind für sein alter entsprechend körperlich entwickelt sein sollte. Von normalem Wuchs und sportlicher Statur und von kräftiger Gesundheit! Niemand erwartet von einem Kind herkulische Bärenkräfte und bereits weltmeisterverdächtige olympische Leistungen im Gewichtheben! Doch genau das Gegenteil ist der Fall! Nicht nur hier in Deutschland sind unsere Kinder unfit, faul und oft sogar viel zu fett, um es mal auf den Punkt zu bringen!

Dabei erfordert gerade das moderne Leben im „Schlaraffenland", das wir als Industrienation mittlerweile führen, dass man bereits im Kindesalter gesund und körperlich leistungsfähig ist!

Es mag ein wenig verwunderlich klingen und der ein oder andere Leser wird auch der Meinung sein, dass es heutzutage nicht mehr so wichtig ist, ob Kinder stark und sportlich sind.

Schließlich haben die wenigsten Menschen noch einen Beruf, in dem Sie körperlich arbeiten müssen. Folglich brauchen sich auch die Kinder nicht auf ein anstrengendes Leben vorbereiten, in Zeiten, in denen man zum Essen nicht einmal mehr sein Auto verlassen muss! Meine Intention mit diesem Buch ist es aber auch, Ihnen liebe Leser, zu beweisen, dass es eben doch eminent wichtig ist bereits im Kindesalter stark und energiegeladen zu sein! Denn nur so, kann das Leben wirklich lebenswert gemacht werden!

Hierzu möchte ich gerne meinen Großvater zitieren (Dr. med. Artur Wagner), der sich zu diesem Thema wie folgt äußerte:

„ (…) In all den Jahrzehnten, in denen ich als praktizierender Mediziner tätig war, sind mir kaum Fälle bekannt, bei denen jemand durch zu viel und zu intensive körperliche Betätigungen einen Schaden davon getragen hat. Wenn dies der Fall war, handelte es sich größtenteils nur um sportartspezifische Verletzungen, bedingt durch exzessive einseitige Belastungen!

Krank werden die Leute hingegen durch zu wenig körperlicher Ertüchtigung! Kombiniert mit zu viel und falscher Ernährung, setzt dann eine körperliche und geistige Degeneration ein!"

„Im Laufe der Jahre habe ich unzählige Hausbesuche durchgeführt, sehr oft auch auf dem Lande.

Ich musste feststellen, dass diejenigen, die ein aktives Leben, voll von körperlicher Aktivität führten, sich oft einer besseren und längeren Gesundheit erfreuten, als Stadtbewohner, die einer sitzenden Tätigkeit nachgingen!" „Dies ist nicht verwunderlich, da die menschlichen Organe nur Ihre volle Leistung entfalten können, wenn Sie auch in ausreichendem Maße beansprucht werden! Eine optimale Blutversorgung aller Organe und Muskeln im Körper kann nur erreicht werden, wenn diese auch optimal durchblutet werden! So weiten sich bei körperlicher Aktivität die Adern, die Herzfrequenz steigt und die beanspruchte Muskulatur und die Organe werden stärker durchblutet! Bei kontinuierlicher Inaktivität hingegen, werden nur die lebenswichtigen Organe durchblutet, Hirn, Herz und Lungen.

So nimmt die Durchblutung des gesamten Organismus stark ab, besonders in den Extremitäten.

Hände und Füße werden dann schnell kalt! Je mehr gesessen wird, desto mehr körperliche Aktivität sollte folglich als adäquater Ausgleich vollzogen werden!"

Man könnte diese Aussage auch auf ein ganz einfach mit dem Satz „Wer rastet, der rostet" zusammenfassen!

Wenn also Kinder sich schon einen inaktiven Lebensstil angewöhnen, dann wird es im Jugend oder gar Erwachsenenalter um so schwerer werden, diesen in ein von körperlicher Aktivität geprägtes Leben zu wandeln! Sie wissen sicher, wie schwer es ist, sich Dinge, wie bspw. das Rauchen abzugewöhnen! Wie schwer muss es also sein, sich falsche Essgewohnheiten abzugewöhnen? Gewohnheiten, von denen man unter Umständen noch nicht einmal weiß, dass sie einem schaden? Denn wie soll ein Kind ein Bewusstsein für gute oder schlechte Ernährung entwickeln? Indem es von den Eltern lernt!

Die Bedeutung von körperlicher Aktivität im Kindesalter ist, meiner Meinung nach, von aller größter Bedeutung! Denn nur durch altersgerechten Sport ist es möglich, sein volles körperliches Potenzial auszuschöpfen! Nur so lassen sich Sehnen, Muskeln, Knochen und Organe vollständig entwickeln! Auch die geistige Leistungsfähigkeit wird so maximiert, da durch regelmäßige körperliche Aktivität ebenfalls die Entwicklung der Hirntätigkeit profitiert und sich ein leistungsfähiges neuronales Netzwerk im Gehirn bildet! Ich lasse kein Argument gelten, dass gegen eine sportliche Betätigung bereits im Kindesalter sprechen würde, solange keine gravierenden gesundheitlichen Einschränkungen dies kontrainduzieren! So werden fitte, sportliche und gesunde Kinder auch zu kräftigen, leistungsstarken und vitalen Jugendliche und Erwachsenen heranwachsen! Dies gilt dabei für Jungs wie für Mädchen! Ein starker Geist wohnt in einem starken Körper!

Jegliches Training beginnt dabei im Kopf! Deshalb ist es wichtig auch für eine ausreichende Entwicklung des Gehirns zu sorgen. So ergibt sich ein geschlossener Kreislauf. Eine ausreichende mentale Entwicklung erreichen Kinder nur durch kontinuierliche körperliche Aktivitäten. Durch diese entwickeln sie wiederum auch mentale Stärke und wachsen zu geistig gefestigten, belastbaren Persönlichkeiten heran, die auch mit Misserfolgen umgehen und diese meistern können! Gerade diesen Umgang lernen sie wieder durch den Sport. Die Erfahrung zu verlieren, bspw. im direkten Wettstreit mit Altersgenossen. Der Umgang mit Niederlagen entscheidet über zukünftigen Erfolg, nicht das Siegen! Denn aus Misserfolg und Fehlern lernen Kinder viel mehr, als durch dauerndes Siegen! Insbesondere dies gilt es durch Sport zu lernen, um nicht zu einem Hypochonder oder hysterischen Wesen heranzuwachsen, dass sich in einem ständigen Auf und Ab, zwischen zwei Extremen bewegt. Ein nervöses Wechselspiel, zwischen himmelhochjauchzend und zutiefst betrübt sein! Ein Prozess der nicht selten zu geistigen Krankheiten oder Selbstzerstörung führen kann!

Wir spannen den Bogen also wieder zurück zur körperlichen Aktivität, hin zum Sport, der die einzige Maßnahme zur Vorbeugung bietet, wenn es um physische, wie psychische Degeneration geht!

1.9 Schlafen macht stark - Die optimale Regeneration für Kinder

Niemand weiß, warum wir Menschen schlafen müssen, aber das spielt auch keine Rolle! Ein japanisches Sprichwort sagt, dass man nicht wissen muss, warum die Kirschblüten (jap. Sakura) blühen, sondern sich einfach an deren Schönheit erfreuen soll! Genau so verhält es sich auch mit dem Schlaf. Zu wissen, warum wir ihn benötigen ist irrelevant, wichtig ist, dass er die einzige Möglichkeit zu vollständiger Regeneration ist. Ein Mittel, um seine strapazierten Muskeln und Nerven wieder mit Energie vollzutanken! So benötigen insbesondere Kinder einen tiefen und ausreichend lange andauernden Schlaf! Denn nur im Schlaf wachsen sie. Nicht nur körperlich, sondern auch geistig! Nichts stärkt erschöpfte Kinder mehr, als ein erholsamer Schlaf! Wobei der natürliche Biorhythmus berücksichtigt werden sollte. So ist nämlich der Schlaf nachts erholsamer als tagsüber! Was aber nichts, gegen ein kleines Nickerchen oder einen kurzen Mittagsschlaf spricht!

Stellt sich die Frage, ob ein Kind zu viel schlafen kann? Ich für meinen Teil glaube, dass auch hier wieder die Dosis das Gift macht! Zu viel von irgend etwas ist niemals gut. Erst recht nicht über einen längeren Zeitraum. So verhält es sich auch mit Schlaf. So empfehle ich Grundschulkindern zwischen acht und neun Stunden zu schlafen. Alles was viel länger ist als diese Zeitspanne ist nicht mehr nur regenerativ, sondern sorgt, im Gegenteil, eher für ein schlappes Auftreten den ganzen Tag über! Auch der Nachmittagsschlaf sollte irgendwo zwischen einer halben und ganzen Stunde liegen! Denn wenn wir schlafen, fangen bildlich gesehen, irgendwann auch unsere Organe zu schlafen an! Denn diese brauchen auch mal eine Pause!

So „fährt" der Körper quasi in einen „Stand-by" Modus! Auch die Organtätigkeiten und der Stoffwechsel gönnen sich dann eine kleine Ruhephase, denn ganz abschalten können sie nicht!

Während dieser Zeit wird folglich auch die Fettverbrennung gehemmt. Dies alles passiert in der sogenannten Tiefschlafphase, welche man nach ca. 45 bis 60 Minuten erreicht! Aus dieser wieder aufzuwachen, kostet aber viel Energie und man fühlt sich geräderter als vorher!

Hier gilt eher: „In der Kürze liegt die Würze". Belebender und vitaler fühlt man sich also nach einem kurzen Nickerchen von um die 30 Minuten (die Zeit, die man zum Einschlafen benötigt nicht mitgerechnet) oder zwei kurzen „Schläfchen" von nur einer Viertelstunde! Interessant ist in diesem Zusammenhang übrigens die Tatsache, dass das Gehirn während des Schlafens in der Nacht gar nicht wirklich schläft. Denn sein Kalorienverbrauch sinkt dabei nur in etwa soweit unter den Wachzustand wie Energie in einem Apfel steckt!

Noch einmal zurück zum Biorhythmus. So spielt es nämlich nicht nur eine Rolle, wie viele Stunden geschlafen werden, sondern sehr wohl auch wann Kinder schlafen! Es ist ratsam diese immer zur selben Zeit ins Bett zu stecken! Plus minus ein paar Minuten spielt keine Rolle, aber es sollte ein kontinuierlicher Schlafrhythmus geschaffen werden! Dieser kann den Jahreszeiten entsprechend angepasst werden. So sollte spätestens dann ins Bett gegangen werden, wenn es anfängt zu dämmern und idealerweise aufgestanden werden, wenn die Morgendämmerung anfängt. Das dies nicht 100 prozentig zu realisieren ist wenn ein Kind schulpflichtig ist spielt keine Rolle. Es handelt sich hier um eine grobe Richtlinie, um zu verdeutlichen, wie wichtig kontinuierlicher Schlaf für Kinder ist! Ein Kind um zwei Uhr nachts ins Bett zu schicken und es dann einfach bis zehn Uhr morgens schlafen zu lassen, ergäbe zwar auch einen Schlafzeitraum von acht Stunden, sollte aber die Ausnahme bleiben!

Sportlich aktive Kinder sollten generell überhaupt keine Probleme dabei haben, abends ins Bett zu fallen und gleich einzuschlafen!

1.10 Die optimale Ernährung, zur Unterstützung der schulischen und sportlichen Leistungsfähigkeit

Damit die Kinder sowohl im Klassenzimmer, wie auch in der Turnhalle eine „gute Figur" machen, ist es mit Bewegung und Schlaf alleine, heutzutage leider meist nicht mehr getan!

Optimal bedeutet in diesem Sinne immer, nach dem heutigen, aktuellen Wissensstand! Denn was heute als wissenschaftlich belegt gilt, kann eventuell in zehn Jahren schon wieder als überholt gelten. Aufgrund dessen ist es, meiner Meinung nach von größter Bedeutung, sich kontinuierlich weiterzubilden, Wissen aufzufrischen, nicht zu stagnieren und offen für neue Konzepte und Ideen zu sein!

In diesem Kontext empfehle ich eine, an die Bedürfnisse von Kindern, angepasste Ernährung. Eine Nährstoffzufuhr die sich aus einem Nährstoffmix der drei wichtigsten Makronährstoffe zusammensetzt. Proteinen, Kohlenhydraten und Fetten. So soll eine einseitige Ernährung vermieden werden und Zivilisationskrankheiten wie bspw. Übergewicht, Adipositas oder auch Hypertonie vorgebeugt werden. Der Merkspruch sollte hier lauten:

- Das Richtige essen und richtig essen-

Gemeint ist hier eine qualitativ hochwertige Nahrungszufuhr, welche zum einen präventiv und zum anderen kurativ zur Bekämpfung von Übergewicht bei Kindern zum Einsatz kommen muss!

Übergewicht kann deshalb nicht zwangsläufig nur primär auf die Menge an konsumierter Nahrung zurückgeführt werden, sondern ist auch abhängig von der Art der Zusammensetzung.

Betrachtet werden müssen also neben der Quantität unbedingt auch die Qualität der aufgenommenen Makronährstoffe! Eine zu hohe Fettzufuhr (vor allem an schlechten Fetten), zu viele und falsche Kohlenhydrate (meist in Form von Süßigkeiten), zu wenig Obst und Gemüse und oft auch ganz einfach zu wenig Essen. Allesamt nur die Spitze des Eisberges, wenn es um Probleme bei der Ernährung von Kindern im Grundschulalter geht. Tabelle zwei veranschaulich beispielhaft den Unterschied zwischen dem Ist-Zustand der Ernährungssituation eines Großteils der Kinder im Grundschulalter und eines angestrebten Soll-Zustandes!

SOLL	IST
Obst & Gemüse	Fertigkprodukte
Proteine, Kohlenhydrate und gesunde Fette	Süßigkeiten
	Chips, Flips & Co.
	Zusatzstoffe
	E-Stoffe

Tabelle 2: Unterschied zwischen dem Ist- und Sollzustand der Ernährungssituation von Grundschulkindern, eigene Darstellung.

Von größter Bedeutung ist neben einer meist katastrophalen Fehlernährung auch das unmittelbare Bewegungsdefizit der allermeisten Grundschulkinder. Da mit fortschreitender Zivilisation und Urbanisierung die allgemeine tägliche Bewegung anscheinend immer weiter zurückgeht, ist es nicht verwunderlich, wenn sich auch die Kinder kaum noch bewegen, geschweige denn großartig sportlich aktiv sind!

2. Die Anleitung zum Dicksein

Warnhinweis vor dem Lesen

Bitte seien Sie sich stets bewusst, dass es sich bei den nachfolgenden Tipps um eine satirische „Anleitung zum Dickwerden" handelt! Hier werden alle Tipps bewusst auf negative Art und Weise formuliert, die es in Wahrheit umzukehren geht, um Erfolg zu verzeichnen! Positiv formulierte, konkrete Trainingsratschläge finden sich erst im Anschluss dieser Anleitung! Diese läuft also quasi unter dem Motto:

- Befolge die Anleitung nicht und Sie und Ihre Kinder verlieren Gewicht –

Achtung auf den nachfolgenden Seiten finden sie die ultimative Anleitung, um Sie und Ihre Kinder dick werden zu lassen!

Für den Fall, dass Sie und natürlich auch Ihre Kinder bereits übergewichtig oder gar adipös sind, wird sie diese Anleitung auf den Geschmack bringen, noch das eine oder andere Kilo zuzulegen. Schließlich sollen sie sich ja wohlfühlen!

Zur Sicherheit empfehle ich Ihnen, sich als „Leseproviant" noch eine Tonne Chips aufzumachen, um während des Lesens nicht zu unterzuckern. Sind keine Chips vorhanden, seien Sie einfach kreativ (Weißbrot mit Butter und Schokoaufstrich erfüllt sicher auch seinen Zweck). Dazu eine 2l Flasche eines zuckerhaltigen Softdrinks zum Herunterspülen und danach ein hauchdünnes Minzblättchen, um den Atem frisch zu halten.

Wie schaffen Sie es also, Ihre Kinder so voluminös werden zu lassen, dass diese ihr eigenes Gravitationsfeld erzeugen und Dinge beginnen wie Satelliten um sie herumzukreisen?

2.2 Absolvieren Sie kein Krafttraining! Erst recht nicht Ihre Kinder!

…denn wie Sie ja wissen, oder zumindest glauben zu wissen, dass bereits das bloße Vorbeilaufen an Hantelstangen, Gewichtsblöcken oder sonstigen Trainingsgeräten, die dem Muskeltraining dienen, dafür sorgt, dass sich Ihre Kleinen urplötzlich von einem unförmigen Haufen Knetmasse in eine muskelstrotzende Groteske verwandeln.

Gelegentlich soll es sogar schon vorgekommen sein, dass das simple Anstarren von Gewichten zu spontanem Riesenwuchs der Muskulatur führte! Wenn dies bei Ihren Kinder der Fall sein sollte, dann gehören diese leider zu den bedauernswerten Kreaturen, die kein jahrelanges Training kombiniert mit disziplinierter Ernährung einhalten müssen, sondern anscheinend sofort mit Trainingserfolg belohnt werden!

Besonders bei erwachsenen Frauen besteht die Gefahr, das Sie durch das Ausüben von Krafttraining zum Teil unter sehr hohen Nebenwirkungen, wie extremen Muskelzuwächsen, innerhalb kürzester Zeit zu rechnen haben! Dies befördert dann Aussagen wie bspw. die folgenden zu Tage: *„Ich möchte kein Muskeltraining betreiben, denn dann sehen ich noch dicker aus als jetzt!"* , *„Dicke Arme und Beine habe ich ja schon, noch dicker möchte ich nicht werden"* oder auch *„Ich brauche keine Muskeln, das sieht ekelig aus, ich will nur Bauch Beine und Po straffen.*

Verständlich, denn schließlich wollen Sie ja nicht in vier Wochen aussehen wie Arnold Schwarzenegger! Zudem finden Sie, liebe Damen, Muskeln ja auch sicher ekelig (es sei denn die Chippendales haben einen Auftritt, zu dem Sie natürlich aber nur gehen, weil die Musik so gut ist, nicht wegen der muskulösen Tänzer). Mit Sicherheit haben sie auch schon schlechte Erfahrungen mit dem Krafttraining gesammelt, nachdem Sie auf eines der vielen vierwöchigen Gratis-Lockangebote eines Fitnessstudios hereingefallen sind und nach halbherzigem Absolvieren riesige Muskelberge aufgebaut haben. Ein „aufgemuskeltes" Kind scheut nun mal das Feuer!

2.3 Absolvieren sie nur Ausdauertraining und laufen Sie in Ihr Verderben

Lassen Sie Ihre Kinder keine Trainingsgeräte benutzen. Wenn doch, dann schalten Sie allerhöchstens in den Modus „Gehen" , bspw. auf dem Laufband. Wenn Sie selber trainieren, liebe Mütter und Väter, dann vergessen Sie nicht das „Illustrierte lesen" auf dem Stepper, oder auch Romane lesen, bei max. 30 Umdrehungen/Minute, auf dem Radergometer!

Auch Kurse machen Spaß, gerade für die Erwachsenen, während die Kinder ein inaktives Dasein in der Kinderbetreuung fristen, in der sie Ihren Handy- und Videospielkonsum dann wenigstens um einige Stunden aufstocken können. Kurse sind für euch, liebe Mütter auch nicht so langweilig wie Krafttraining. Zudem besteht nicht die Gefahr, dass Sie Ihre Figur durch Muskelaufbau ernsthaft verbessern! Im Kurs können Sie sich dann wie ein verrückter Insasse einer guatemaltekischen Irrenanstalt solange zu Latinorhythmen herumhüpfen, bis Ihr Kopf knallrot wie eine Chillischote ist, und Sie sich zumindest subjektiv unglaublich angestrengt haben. Demzufolge können Sie sich ja jetzt etwas gönnen. Also auf zur nächsten Imbissbude oder Fast-Food-Kette! Dort kaufen Sie natürlich kein Kindermenü, sondern auch für Ihre kleinen das Jumbo Angebot, schließlich ist dieses ja billiger!

2.4 Nehmen Sie sich also keine Zeit für Sport!

Wozu auch Sport?! Werden Sie zum echten Vorbild und leben Sie Ihren Kindern doch lieber das physikalische Gesetz der Trägheit der Masse vor. Das ist wahrer Lifestyle!

Für alle, die in der Schule nicht aufgepasst haben oder es bereits wieder vergessen durften, eine kleine aber notwendige Auffrischung: Per Definition bedeutet Trägheit folgendes:

*„Die **Trägheit** ist die Eigenschaft von Körpern, in ihrem Bewegungszustand zu verharren, solange keine äußere Kraft auf sie einwirkt. Die träge Masse gibt die Größe der Trägheit an. Je größer die träge Masse eines Körpers ist, umso weniger beeinflusst eine auf ihn einwirkende Kraft seine Bewegung. "*

Das bedeutet im Klartext also je fetter Sie (=träge Masse/Körper) über die Jahre geworden sind, desto weniger Elan verspüren Sie diesen Zustand ins Gegenteil zu kehren und desto schwieriger (= Größe der auf den Körper einwirkenden Kraft) wird es, Ihre Kinder zu motivieren (=äußere einwirkende Kraft)!

Aber selten ein Schaden, bei dem kein Nutzen! Die Zunahme ihres Körpergewichts steigt direkt proportional zu Ihrer Anziehungskraft! So könnte es durchaus sein, dass Sie so fett werden, dass Sie Ihr eigenes Gravitationsfeld erzeugen und Menschen die Ihnen zu Nahe kommen, wie Satelliten anfangen um Sie herumzukreisen!

Man könnte ohnehin so viele andere sinnvolle Dinge machen, als sich um die Gesundheit der Familie zu kümmern.

Hier noch ein paar kleine Anregungen meinerseits, die Sie gut als Ausreden nutzen können:

• kaufen Sie sich ein Haustier! Mit dem Hund spazieren zu gehen, den Hamster zu füttern oder das Aquarium zu reinigen ist schließlich auch Sport!

• Legen Sie sich noch ein paar Kinder zu. Am besten mindestens 10 und beschweren Sie sich dann, dass Sie keine Zeit und Geld mehr für sich selber haben!

• Machen Sie acht Stunden am Tag den Haushalt! Schließlich kostet es enorm viel Zeit ihr herrschaftliches Anwesen mit den 135 Zimmern zu putzen, die Betten der 28 Schlafzimmer neu zu beziehen und die 15 Waschmaschinen mit der Dienstkleidung ihrer 40 Angestellten zu füllen und schließend auf die 8 Wäschespinnen aufzuhängen! Dann muss schließlich auch noch Feuerholz für den Kamin im Herrenzimmer gehackt werden und natürlich der 18 Hektar große Schlossgarten gepflegt werden! Von den 30 Luxuskarossen die täglich gewaschen werden wollen ganz zu schweigen!

- Oder mal ganz kurios: besuchen Sie mit Ihren Kindern einen Trommelworkshop! Vielleicht benötigen Sie hierfür ja nicht einmal eine Trommel, sondern nutzen Ihren eigenen voluminösen Körper

- und und und...

2.5 Wie wäre es mit einer Diät?

Durch eine Diät können Sie auch ganz ohne Training das Gewicht (insbesondere Körperfett) Ihrer Kinder reduzieren! Wozu sich also die Arbeit machen diese zum Sport zu fahren? Ist doch viel zu lästig!

Besonders gut eignen sich bekannte Diätformen, die sie in Illustrierten nachlesen können, bei denen z.B. Punkte gezählt werden, die, im Teleshop und Internet sehen oder die Ihnen in zahlreichen Fitnessstudios angeboten werden.

Oder versuchen Sie es doch mit der allgemein beliebten Trennkost, aber mal anders ...

→ Früh nur Fette und abends nur einfache Kohlenhydrate in Form von Süßigkeiten (die gehen dann auch direkt ins Blut, versprochen!). Natürlich erst nach dem Zähneputzen! Auf Eiweiß sollten Sie gänzlich verzichten, schließlich könnte dies unter Umständen ekelige Muskulatur aufbauen oder die Nieren schädigen!

Oder geben Sie Ihren Kindern einfach nichts mehr zu essen! Beispielsweise einmal so:

kein Frühstück…den ganzen Tag nichts… dafür abends richtig reinhauen und die Kinderlein mit ein paar Zuckerlimos und Kakaos (hier bitte natürlich auch erst nach dem Zähneputzen) dann sanft in den Schlaf wiegen. Für die Eltern tut es dann das Feierabendbierchen oder der Wein aus dem Tetrapak! Oder ein „Verdauungsschnäpschen", damit die Leber auf jeden Fall erst den Alkohol abbauen muss und Ihnen kein Gramm Fett entgeht, sondern gleich eingelagert wird.

2.6 Missachten Sie alle Trainingsratschläge von wirklich qualifizierten Personen

Schließlich hat der jahrzehntelange eigene Misserfolg Sie selbst zum Experten avancieren lassen! Sie kennen ihren Körper und den Ihrer Kinder am Besten! Bei Ihnen funktioniert alles anders und schließlich haben Sie schon mit absoluter Inkonsequenz und einem Höchstmaß an Disziplinlosigkeit alles erfolglos ausprobiert! (Sie haben sicher einfach zu schwere und zu viele Knochen!)

Falls nicht, dann reichern Sie ihr unzureichendes Wissen mit den unglaublichen „Weisheiten" von Freunden oder Bekannten an, die mit Sicherheit auch alle Experten sind! Tauschen Sie Ihr gefährliches Halbwissen doch bei ein paar Torten und Kuchen beim Kaffeekränzchen aus! Sollten Sie, aufgrund individueller Gesichtszüge (deutsch. Für „Sie sind hässlich") oder exzessiver Fettleibigkeit, die Sie ans Bett fesselt, über keine sozialen Kontakte verfügen, dann versuchen Sie es doch einmal mit dem Fernseher oder dem Internet.

Warum sollten Sie auch Ratschläge von anscheinend unqualifiziertem Personal aus der Fitnessbranche mit absolut durchtrainierten Körpern annehmen? Vertrauen Sie doch lieber auf die Meinung Ihres Arztes, wenn dieser selbst aussieht wie der große Bruder des Michelin Männchens und bereits beim Reden so viel Schweißwasser unter den Augen bildet, dass dieses als Vogeltränke genutzt werden könnte!

2.7 Glauben Sie an Wundermittel und Geheimwaffen!

Warum sich jahrelang immer wieder mehrmals pro Woche mit Sport quälen und sich nutzlose und eklige Muskulatur aufbauen? Dies lässt einen ja doch nur noch dicker wirken (und dicke Arme und Beine haben Sie ja sowieso schon). Wozu auch Ihre Familie gesund ernähren und regelmäßig für sportliche Aktivitäten zu sorgen? Vertrauen Sie Ihre Gesundheit doch lieber irgendwelchen „Rüttelplatten", „Saunagürteln" oder sonstigen innovative

Trainingsgeräten und Methoden, Schlankheitspillen und Ernährungsprogrammen an, die tagtäglich als explosiver geistiger Dünnschiss den brillantesten Marketinggenies entspringen und Hunderttausende fettleibiger Konsumenten in die Falle locken!

2.8 Lassen Sie Ihre Kinder nur das essen, was Ihnen schmeckt!

Schließlich essen Ihre Kleinen ja, um sich zu belohnen! Essen muss auch „schmecken" und schließlich ist es auch eine Kunst 10.000kcal/Tag zu konsumieren. Wie wäre es z.B. mal wieder mit einem Laib Leberkäse (denn schließlich braucht der Körper „gut schmeckende Fette", der dem Gürteltier Holmesina aus der Unterfamilie der Pampatheriinae, Konkurrenz machen könnte?

Dieses erreichte nebenbei bemerkt eine Länge von zwei Metern und ein Körpergewicht von bis zu 270 kg[12] Holmesina starb aber leider schon am Ende des Erdzeitalters namens Pleistozän, also vor rund 10.000 Jahren, aus, während der gemeine Leberkäsefresser immer noch lebt.

Und sicherlich gehört er in absehbarer Zeit auch nicht zu den bedrohten Arten. Um nach dem Leberkäse einen zweiten Gang anzuschließen, genießen Sie doch noch ein Stück Cremetorte von dem Ausmaß eines Kinderschädels, schließlich sollte sich der Insulinlevel stets am Limit bewegen und runden Sie diese kleine

---

[12] Scillato-Yané, G. J., Carlini, A. A., Tonni, E. P., and Noriega, J. I., (2005). Paleobiogeography of the late Pleistocene pampatheres of South America. Journal of South American Earth Sciences Volume 20, Issues 1-2, Pages 131-138.

Zwischenmahlzeit doch noch mit zwei bis drei Krapfen und einem Gläschen fettaufgeschäumter Milch (natürlich Vollmilch, denn nur die ist gesund und schmeckt nicht nach weißem Wasser!) mit einer Schubkarre Schokostreusel, ordentlich Zucker (sonst ist es ja zu bitter) und ein paar ml Kaffee ab.

Lassen Sie Ihre Kinder alles essen, worauf diese Hunger haben! Aber zeigen Sie Ihnen auch hier Regeln auf! Wer bspw. seinen kandierten Apfel nicht aufisst, bekommt anschließend keine Zuckerwatte mehr!

Süßigkeiten vor oder besser anstatt eines richtigen Essen? Oder vielleicht nach dem Essen noch ab zu Oma und Opa, um Kuchen und noch mehr Süßigkeiten zu verputzen? Alles kein Thema!

Schließlich stellt es kein Problem dar, wenn Kinder sich eine Galaxie an Fettzellen anfressen. Das verwächst sich dann in der Pubertät, Sie werden schon sehen! Außerdem macht es überhaupt keinen Sinn, Kindern zu verbieten Süßes zu essen, denn dann machen sie es heimlich.

Denken Sie bitte auch unbedingt immer daran, dass Ihre Kinder immer zwingend alles aufessen müssen, was auf dem Teller liegt! Um den lieben Kleinen die Signifikanz dessen zu verdeutlichen, weisen Sie auch stets mit ultimativem Nachdruck darauf hin. Unterstreichen Sie Ihre Ausführungen optimalerweise, mit erhobener Stimme und drohendem Zeigefinger und setzten Sie Ihre Kinder bitte unnachgiebig mit Sätzen wie „ Wenn Du nicht aufisst, gibt es morgen kein schönes Wetter" oder der gleichen unter Druck! Seien Sie kreativ!

2.9 Heute gönne ich mir mal etwas

Oft hört man den Satz: *„Ach, heute gönne ich mir mal etwas"* oder *„Das habe ich mir jetzt verdient"*, *„Ein bisschen „Leben" muss man ja auch"*, *„es muss ja auch nach etwas schmecken"*, *„Jetzt haben wir ja „Sport" gemacht, da dürfen wir uns belohnen"* usw. und so fort. Die Aussagen sind im Grund alle ähnlich und kreisen um den selben Gedanken. Physische Belohnung! Doch wofür was wollen Sie sich oder Ihre Kinder „belohnen"? Für ein Maximum an Inkonsequenz oder nichtvorhandene Willensstärke? Warum ist Essen immer eine Belohnung? Müssen gute Noten bspw. mit essen belohnt werden? Was für essen ist dann eine „Belohnung"? Ist der Gang zur nächsten Filiale einer Fast Food Kette und einer damit verbundenen Fressorgie wirklich eine Belohnung für Ihr Kind? Absolut! Schaffen Sie hier optimale Voraussetzungen für das „Belohnungszentrum" im Gehirn Ihrer Kinder! So pflanzen Sie Ihren Sprösslingen gleich die passenden Gedanken ein! Hast Du eine zweifelhafte Leistung erbracht, dann geht's ab zum Döner, an die Pommesbude oder zum Burger Brater!

Nun wird der ein oder andere Leser, sofern er überhaupt bis zu diesem Punkt des Buches vorgedrungen ist, einhaken und eventuell folgendermaßen argumentieren:

„Wenn ich auf einem Geburtstag eingeladen bin, selber einen veranstalte bzw. mich in Gesellschaft befinde, dann kann ich ja schlecht meine selbst mitgebrachte Essensbox auspacken, oder ?" Für alle Leserinnen und Leser, die tatsächlich bis hierher vorgedrungen sind möchte ich sagen, dass Sie diesen Sachverhalt nun einmal aus folgendem Gesichtspunkt betrachten sollten. Aber ohne sich mit Essen dafür zu belohnen, dass Sie schon bis zu diesem Kapitel gelangt sind!

Stellen Sie sich nun einem so ehrlich wie möglich die Frage, Wofür Sie sich belohnen! Indem Sie sich mit Süßigkeiten oder Naschereien (in welcher Form auch immer) oder auch fetten und oder deftigen sehr gehaltvollen Speisen belohnen, werten Sie doch automatisch alle gesunden Nahrungsmittel ab, oder?! Nehmen wir einmal an, Sie haben den wirklichen Willen, etwas an Ihrer Figur bzw. der Ihrer Kinder zu verändern. Nun haben Sie den Entschluss gefasst und sich in einem Fitnessstudio Ihres Vertrauens angemeldet oder trainieren anderswo regelmäßig Kraft- und Ausdauer. Da Sie ja nun wissen, dass zu einem erfolgsorientierten Training auch die entsprechende Ernährung gehört, haben Sie ferner den Entschluss gefasst sich an den auf Sie persönlich abgestimmten Ernährungsplan zu halten. Auch unter widrigen Umständen wie z.B. komplizierte Arbeitszeiten oder mangelnder Unterstützung durch Freunde und Familie. Schließlich geht es um Ihre Ziele und Sie und NUR SIE sind dafür verantwortlich ob sie diese auch irgendwann erreichen. Also wofür belohnen Sie sich nun, wenn sie bspw. am Sonntag Nachmittag durch die Einkaufszone spazieren und sich anschließend eine fettes Stück Torte in einem Café „gönnen"? Dieses metaphorische Beispiel lässt sich natürlich beliebig auf alle anderen Speisen übertragen. Wahlweise könnte es auch das „gute" Bier und oder der „gute" Braten sein, den Sie beim Einkehren im Wirtshaus essen, während in den Mägen Ihrer Zöglinge gerade das Kinderschnitzel verdaut wird und diese bereits fleißig am Pinoccio-Eis schlecken. Denn Platz im Magen für ein Eis ist ja immer noch! Ist das wirklich eine Belohnung? Wenn Sie schon ein Ziel ins Auge gefasst haben und sich bereits auf der Rennstrecke befinden, warum legen Sie sich dann immer wieder selber Hürden in den Weg? Ist es nicht die Figurverbesserung, das Erreichen UND Halten der anvisierten Traumfigur, die die Belohnung ausmacht?! Gesunde und vitale Kinder zu haben, die nicht schon im Grundschulalter an Altersdiabetes leiden?!

2.10 Mentales Training für maximalen Fettaufbau in minimaler Zeit!

Nutzen Sie die Kraft der Gedanken! Denn diese sind Energie! Sie können Ihr Äußeres erst meistern, wenn Sie Ihr Innerstes gemeistert haben! Denken Sie also fett und faul! So träge wie möglich! Jeder Schritt, der nicht der Nahrungsaufnahme dient, sollte Ihnen schon zu viel sein!

So machen Sie das Unmögliche möglich. Kombinieren Sie das Maximal- mit dem Minimalprinzip! Frei nach dem Motto *„Eat Big* *to get big"* oder *„Du bist, was Du isst".* Hängen Sie sich also Bilder von Ihren Idolen auf. Denn vieles ist unmöglich, bis es einer macht!

Hier ein paar Anregungen, auch als Poster für die Kinderzimmer:

Blauwal (dessen Fett übrigens „Blubber" heißt), Hippopotamus (Nilpferd), Seekuh, Hängebauchschwein oder Jubba the Hut (Sie wissen schon, der fette Wurm aus Star Wars). Schließlich sollte Letztgenannter neben Ihnen aussehen wie Twiggy! → Hier ein Hinweis an die Damenwelt: Ihr seid natürlich nicht fett, sondern nur weiblich, mit Kurven an den „richtigen" Stellen! Ihr leidet auch nicht an Atemnot, sondern nur an einer verstopften Nase und seid natürlich alle „Vollschlank"!

2.11 Fühlen Sie sich wohl!

Seien Sie mit Ihrer „Figur" zufrieden, dann sind es Ihre Kinder auch! Sie haben zwar mit Anfang/Mitte 20 schon ausgesehen wie ein runzliger Socken, in den man 15 zerdrückte und beulige Päckchen Butter hineingepresst hat, aber so schlimm ist das doch nicht! Sicher gibt es jemandem in Ihrem Umfeld gegen den Sie schlank wirken! Warum also die exzessive Inaktivität unterbrechen? Wählen Sie für Ihre Familie den einfachsten Weg. Dieser ist immer der Richtige und der Beste! Orientieren Sie sich also ganz einfach nach unten!

Wofür unnötigen Stress in Kauf nehmen? Ob Sie nun bei einer Größe von 1.60m 140 oder 145 kg wiegen, wo ist der Unterschied? Den „Point of no Return" haben Sie ohnehin schon weit hinter sich gelassen. Auf der Schussfahrt ins Verderben braucht man nicht mehr bremsen!

2.12 Beruhigen Sie Ihr Gewissen

Besuchen Sie einen fünfwöchigen Kurs, der von der Krankenkasse subventioniert wird oder entdecken Sie neue Möglichkeiten, den Staat und die Krankenkasse, Ärzte, Apotheker und alle anderen für Ihre Disziplinlosigkeit zur Verantwortung zu ziehen. Wenn Ihre Kinder vor der Pubertät ein dreistelliges Körpergewicht aufweisen, dann versuchen Sie es doch gleich einmal mit einer Magenband-OP! Vielleicht als Geburtstagsgeschenk? Hier treibt es Ihnen höchstens den Angstschweiß ins Gesicht und Sie laufen nicht Gefahr, durch ineffektives Training zu schwitzen. Zudem können Sie es mit etwas Willensstärke auch schaffen, sich nur noch mit einem Viertel Ihres alten Magens wieder hochzufressen und noch dicker zu werden als vorher! Wozu also Sport? Sie haben doch jahrelang in Ihre Krankenkasse eingezahlt, jetzt ist diese doch endlich mal an der Reihe, etwas für Sie zu tun! Da kommt es gar nicht in die Tüte, dass Sie das selbst in die Hand nehmen! Zudem vermitteln Sie Ihren Kindern auch hier auch gleich wieder eine wertvolle Lektion. Friss soviel Du willst, zur Not kann man es ja wegschneiden!

2.13 Erfinden Sie eine (bei Ihnen) nicht vorhandene Krankheit, ein geistiges und oder ein orthopädisches Leiden!

Folgende In-Krankheiten könnten ich Ihnen ans Herz legen, die derzeit auch für Kinder aktuell im Trend liegen:

- Burn-out (z.B. vom Nichtstun)
- Hörsturz
- Depressionen
- Zu schwere und, Achtung!: zu VIELE Knochen!
- ADS oder ADHS kommen auch immer wieder gut an
- Allergien (bspw. gegen jegliche gesunde Nahrungsmittel)
- Schilddrüsenerkrankung
- Sicherlich fallen Ihnen noch unzählige andere Krankheiten

ein, die zwar existieren, aber leider (noch) nicht bei Ihnen auftreten…

2.14 Verschlacken bei den Schlaraffen!

Wenn Sie noch zu dem Teil der Gesellschaft gehören, der seinen Kindern etwas vorliest, aus richtigen Büchern und nicht von einem Tablet, dann kennen Sie sicherliche auch das Schlaraffenland, oder?

Falls nicht:

Schlaraffe stammt, so sagt man, von dem mittelhochdeutschen Wort „sluraff", welches Faulenzer bedeutet [13]. Ziehen sie also mit Kind und Kegel ins Schlaraffenland. Dort können sie endlich dem herrlichen Nichtstun frönen ohne dass sie dafür verurteilt werden! Hier genießen Sie und die ganze Familie die Annehmlichkeiten, die Ihnen selbst das wahre Leben mit Fast-Food-Ketten und Lieferdiensten (noch) nicht bietet. Denn während Sie in der Realität noch schier unüberwindbare Anstrengungen, wie bspw. das Auspacken von Burgern, das Aufreißen von Chipstüten, geschweige denn gar das lästige Hinführen der Speisen zum Mund auf sich nehmen müssen, fliegen Ihnen im Schlaraffenland sämtliche Leibspeisen fein fettig frittiert direkt in den Mund. Garantiert bei minimalem Kalorienverbauch.

Was aber tun, wenn der Traum vom Schlaraffenland fettige Fantasie bleibt? Nicht verzagen! Denn Fett macht auch in der Realität nicht fett! Wenn sie also das nächste mal zum Metzger gehen, dann kümmern Sie sich nicht um die Golfballgroßen „Fettaugen" in der Wurst oder den fingerdicken Fettrand am Schweinebauch! Viel wichtiger ist es, ob in besagten Wurstwaren irgendwelche Zusatz- und/oder E-Stoffe vorhanden sind! Schließlich könnten Sie gegen eben diese eine Unverträglichkeit aufweisen! Bedenken sie bitte auch, dass sich Gleich und Gleich gerne gesellt! Während Sie also kunstvoll versuchen Ihre Figur zu kaschieren und dabei dennoch wie eine Presswurst aussehen, ist für

---

[13] Götzinger, E.: Reallexicon der Deutschen Altertümer. Leipzig 1885., S. 899.

Ihre Wurst ebenso wichtig, welches „Gewand" sie trägt. Schließlich wollen sie doch keinen Kunstdarm essen… Dieser ist ja nicht natürlich, so wie Sie! Bitte auch an die gute Gelbwurst denken, damit Ihr Kind nicht leer ausgeht, weil es bereits seit 10 Minuten nichts mehr zu Essen bekommen hat!

2.15 Spaß bei Seite!

Da wir nun eine satirische Persiflage rund um das Thema Sport und Ernährung für Kinder hinter uns haben und Sie hoffentlich viel und kräftig gelacht haben, möchte ich Ihnen nun selbstverständlich auch seriöse Handlungsempfehlungen an die Hand geben, wie Sie die Ernährungs- und Sportgewohnheiten Ihrer Kinder nachhaltig positiv beeinflussen können.

Aufgrund dessen folgen nun im Anschluss der aufgelisteten negativen Punkte, korrekte und positiv formulierte Trainings- und Ernährungshinweise.

Speziell um den sehr geringen Umfang des Schulsportes zu ergänzen, habe ich bereits vor einigen Jahren ein konkretes Konzept, namens SPORTHUSIASMUS entworfen. Dieses möchte ich Ihnen nun kurz präsentieren und es im Anschluss noch mit Ernährungsempfehlungen für Grundschulkinder ergänzen.

3. Sporthusiasmus- Koordinatives Beweglichkeits- und Krafttraining für Kinder

Im folgenden erläutere ich Ihnen, was ich persönlich für die beste und altersgerechteste Art und Weise für sportliche Aktivität im Grundschulalter halte!

Aus der Kombination von Sport und der Art und Weise wie ich ihn mit Enthusiasmus lebe, entstand zunächst meine eigene Wortkreation *„Sporthusiasmus".* Das „Fundament" bzw. der Kerngedanken des Programms. Diese Wortkreation soll damit zunächst sprachlich meine Intention widerspiegeln. Wobei es sich nicht um ein Programm, sondern eher um eine Lebenseinstellung handelt. Denn wir alle wurden dafür geboren uns nicht nur geistig sondern auch körperlich maximal zu entwickeln! Wir haben Arme und Beine, also sollten wir dies als ein Geschenk betrachten und auch nutzen! Ich sehe es als die Pflicht eines jeden Menschen für einen gesunden Körper dankbar zu sein, aber auch nach mehr zu streben. Von klein auf sollten wird deshalb bereits den Grundstein legen, um uns maximal zu entwickeln!

Ein „Sporthusiast" nimmt dabei stets eine Vorbildfunktion ein. Es ist mir nur möglich, meine Intentionen und Vorstellungen, die ich Ihnen mit diesem Buch vermitteln möchte, auf glaubhaftem Wege zu transportieren und Ihnen adäquat damit zu „dienen", indem ich selbst als Aushängeschild fungiere. So langt es bei weitem nicht aus, Attribute wie Fitness, Gesundheit, physische oder psychische Leistungsfähigkeit, alleine aus theoretischem Wissen heraus zu vermitteln, wenn ich mich selbst körperlich wie auch geistig in einem desaströsen Zustand befinden würde.

„Sporthusiasmus" ist damit die Grundvoraussetzung für sämtliche Kernkompetenzen meiner Vorstellung von einer sportlichen Leistungsfähigkeit von und für Kinder!

Diese entsteht dann aus optimalen Synergieeffekten heraus. Einer Kombination des Besten, aus „zwei Welten". Mit dem persönlich erworbenen sportökonomischen Wissen auf der einen, und der jahrelangen eigenen praktischen Erfahrung auf der anderen Seite.

Dabei stütz sich das „Know-How" neben Sporttheorie und Sportpraxis auch auf sportorientierte Ernährung. Um solch verdichtetes Wissen möglichst transparent und einfach vermitteln zu können bedarf es natürlich eines geeigneten Konzeptes und einer Sprache, die möglichst einfach verständlich ist. Also keine Akkumulation von Fremdwörtern, um Pseudokompetenz zu suggerieren! Diese soll mit den Worten „Back to Basics" umschrieben werden.

Der Gedanke der dahinter steckt, ist die Vermittlung eines funktionellen, alters- und problemspezifischen sowie nachhaltigen Motorik- und „freien" Kraft-Trainingsprogrammes, in Kombination mit ernährungsphysiologischen Grundlagen.

Ganz konkret bedeutet „Back to Basics" das Training intra- und intermuskulärer Koordination sowie das Erlernen aller weiteren motorischen Fähigkeiten, wie Schnelligkeit, Ausdauer, Beweglichkeit und Propriozeption (körpereigene Tiefenwahrnehmung von Bewegung und Lage im Raum). Denn es geht, egal bei welchen Sportarten, grundsätzlich um ein und das selbe, die Bewegung. Nur wird diese in den meisten Sportarten, bedingt durch spezifische Besonderheiten, limitiert! So hat fast jede Sportart, die im Verein betrieben wird Ihren Fokus auf der jeweiligen, sportartspezifischen Bewegung, vernachlässigt aber die Entwicklung eines „Großen Ganzen". Eine vollständige Entwicklung des Körpers bzw. aller Muskelgruppen in einem ausgewogenen Verhältnis!

So sollten, meiner Meinung nach, stattdessen zunächst alle motorischen Fähigkeiten in ihrer elementarsten Form erlernt werden, bis diese in einem funktionalen sowie kombinierbaren Kontext zueinander stehen. Im Bereich der Kraftfähigkeit z.B. durch rudimentäre Übungen wie etwa Kniebeugen, Kreuzheben, Liegestütze Klimmzüge etc. Übungen, die einem natürlichen Bewegungsablauf möglichst nahe kommen und nicht durch gerätegestütztes Krafttraining, bei dem der Bewegungsablauf von einer Maschine diktiert wird!

Es sollte so lange trainiert werden, bis genügend individuelle Muskelkraft zur Verfügung steht, um eine gewünschte Bewegung möglichst fließend auszuführen. Alle Übungen werden dabei selbstverständlich auf die Physiologie eines Kindes adaptiert und maximale Belastungen strikt vermieden! Wieder am Beispiel des Krafttrainings gesehen, geht es dabei also etwa nicht um das Streben nach Maximalkraft, sondern vielmehr um die Entwicklung einer angemessenen, individuellen Relativkraft, zur Meisterung verschiedenster Anforderungen des Alltages. Einfach ausgedrückt bedeutet das nicht die Antwort auf die Frage „ Wer hebt den schwersten Medizinball? " als mehr darauf „ Wie schafft man es Kinder dahingehend zu trainieren, dass die individuelle Muskelkraft nicht mehr zum limitierenden Faktor wird?".

Sind Kinder dann allmählich in der Lage, einzeln erlernte Fähigkeiten zu meistern, werden ihnen diese anschließend, durch individuell aufgebaute Erlebnisparcours, als multifunktionale Bewegungsanforderungen wieder abverlangt. Sämtliche Kernkompetenzen sind dabei untrennbar miteinander verwoben. Denn in dem angebotenen sportlichen „Programm" kann für Kinder nur ein wirklicher Mehrwert entstehen, wenn ihnen alle Werte und Kompetenzen gleichermaßen und kindgerecht vermittelt werden.

3.1 Der Mehrwert

Der für den Kinder bzw. auch deren Eltern wahrgenommene Mehrwert ist neben der sportlichen Aktivität an sich, auch das Angebot im Rahmen der offenen Ganztagsschule. Das Training kann dann in einem für die Kinder und Eltern bekannten und vertrauten Umfeld stattfinden. Ferner wird innerhalb des Kurses kein sportartspezifischer Schwerpunkt gelegt, um möglichst viele Eltern und deren Kinder für das zusätzliche Sportangebot zu begeistern.

Darüber hinaus bieten Grundschulen die einzigartige Möglichkeit die gesamte anvisierte Zielgruppe (siehe Grafik), zu erreichen. Zur Summer der Zielgruppe gehören die Risikogruppen ebenso wie die Aktivgruppen. Denn unabhängig von schulischer Leistung, Risikofaktoren, körperlicher Konstitution, Sozialstatus oder Migrationshintergrund müssen alle Kinder zunächst eine Grundschule besuchen.

3.2 Wann und wie oft sollten Kinder trainieren?

Auch die besten Trainingsmethode nützen Kindern nichts, wenn sie nicht regelmäßig umgesetzt werden! Deshalb lautet in diesem Fall die oberste Regel:

In der Wiederholung liegt die Kraft!

Denn lassen Sie sich eines gesagt sein, alle paar Wochen ein paar Minuten Sport, wird Ihren Kindern gar nichts nützen! Also klammern Sie sich nicht an Versager-Sprüche wie „Ein bisschen was machen ist besser, als gar nichts zu machen" oder Ähnliches. Dies mag zwar grundlegend stimmen, sollte aber nicht Ihr Maß der Dinge sein! Orientieren Sie sich lieber nach oben! Ich möchte Ihnen keinen festen Tag oder Uhrzeit nennen, an denen Ihre Kinder Sport treiben sollten, obgleich ich ein Training ein bis zwei Stunden nach einer Hauptmahlzeit für am Sinnvollsten erachte! Da der Mensch aber ein „Gewohnheitstier" ist, erscheint es mir sinnvoll, dass sie möglichst feste Tage und gleiche Uhrzeiten, zum Sport festlegen. Am besten schon im Voraus, für eine ganze Woche oder besser einen ganzen Monat. So kommt der Sport auf keinen Fall zu kurz! Planen Sie im Voraus und lassen Sie Ihre Kinder dann auch wirklich Sport treiben! Alle anderen Dinge planen Sie ja auch im Voraus. Sei es ein Zahnarztbesuch oder der Urlaub! Also lassen Sie den Sport keine Ausnahme sein!

Doch fangen Sie lieber moderat an und steigern Sie dann erst im Laufe der Zeit Ihr Trainingsvolumen! Hier sollte immer gelten:

Häufigkeit vor Umfang vor Intensität!

3.3 Ich empfehle Ihnen folgendes Vorgehen

Zuerst stellen Sie sich die Frage, was Sie bezwecken wollen. Wollen Sie gesunde Kinder? Fitte Kinder? Vitale Kinder, die sich bester Gesundheit erfreuen und ein physisch und psychisch starkes Auftreten haben?Ich nehme an, dass die Antwort auf eine oder mehrere der Fragen lautet: Natürlich! Was fragt er nun so blöd?! Sonst hätten Sie sich wohl kaum dieses Buch gekauft! Aber mit dem bloßen wünschen ist es nun mal so eine Sache. Wenn man nur auf dem Sofa liegt und davon träumt, etwas zu erreichen, werden sich Wünsche nicht erfüllen.

Zuerst müssen Sie sich unbedingt im Klaren darüber sein, was Sie sich wünschen, dann haben sie den meisten Menschen schon einen gewaltigen Schritt voraus! Doch wissen Sie was?!

Es wird trotzdem nichts passieren! Warum nicht? Nun ja. Sagen wir, Sie wünschen sich, dass Ihre Kinder auf gesundem Wege abnehmen und dauerhaft eine sportliche Figur halten. Wie soll sich das nun gestalten, wenn Sie nie ein regelmäßiges Training absolvieren?

Auch die beste Ernährungsoptimierung und ein super Sportprogramm nützen nicht viel, wenn Sie nicht eigenverantwortlich handeln! Sie müssen einen neuen Prozess in Gang setzten und diesen immer und immer wieder aufs Neue wiederholen, solange bis es für Sie so selbstverständlich wird wie Zähneputzen. Denn Sie wünschen sich doch sicher auch starke und gesunde und schmerzfreie Zähne, oder? Deshalb putzen Sie diese ja auch regelmäßig. Hoffe ich zumindest!

Sie unternehmen also – aktiv – etwas dafür, dass Ihr Wunsch auch Realität wird - und bleibt! So sollten Sie, wenn Sie in einer Sache auch ein wahrer „Profi" werden wollen, es am besten so oft wie möglich machen. Natürlich müssen Ihre Kinder nicht jeden

Tag trainieren, da Sie ja ausreichend Zeit zur Erholung brauchen. Aber es gilt Häufigkeit vor Umfang vor Intensität.

So ist es meiner Erfahrung nach effektiver, wenn Sie Ihre Kinder lieber öfters zu sportlichen Aktivitäten anregen, als sie durch unregelmäßige und dafür intensivere Anstrengungen zu quälen! Dabei ist der Begriff „sportliche Aktivität" ja weit definierbar. So könnten die Kleinen bspw. ein mal in der Woche in einer Sportart aktiv sein und an den übrigen Tagen draußen toben, Fahrradfahren etc. Zudem kommt noch der Schulsport! Der als Ergänzung ja auch seine Daseinsberechtigung hat!

Handeln Sie im Sinne des Sportes als richtig! Denn es ist zwar der Wunsch in Ihnen, der Sie immer wieder antreibt, etwas zu verändern, aber es ist das Handeln, die Tat die diesen formt und letzten Endes die Disziplin, die Sie benötigen, um durchzuhalten. Gerade in Ihrer Vorbildfunktion gegenüber Ihren Kindern! Der aktive Teil in Ihnen. Der Teil, der Sie animiert für eine gesunde Zukunft Ihrer Kinder kämpfen lässt. Sie bspw. zum Training zu fahren, oder etwas frisch zubereitetes zu Kochen, obwohl Sie keine Lust haben. Aber Sie tuen es trotzdem, für Ihre Kinder!

Meiner Erfahrung nach, sind die meisten Leute schnell „Feuer und Flamme", wenn es um etwas neues geht! Sie schießen von 0 auf 100. Sie lesen bspw. dieses Buch und sagen „ Ja genau, das ist es! Jetzt werden wir endlich alles richtig machen". Dann fangen Sie an, mit Ihren übergewichtigen Kindern 6 mal die Woche drei

Stunden Sport zu treiben und Ihnen einen, von Verboten gespickten, Ernährungsplan vorzuwerfen! Doch wie lange wird diese anfänglich Euphorie anhalten? Ein, zwei, vielleicht sogar vier Wochen? Wie lang kann ein Kind so etwas aushalten?! Dann verfällt es meistens wieder zurück in den alten Trott! Deshalb rate ich Ihnen zu zwei Dingen.

Erstens, starten Sie noch heute, mit Ihren Veränderungen für Ihre Kinder! Nicht morgen oder am nächsten Montag! Nach den Feiertagen, oder sonst welchem Mumpitz Heute! Ohne Ausreden, warum es gerade heute so ungünstig ist!

Zweitens, starten Sie langsam und Schritt für Schritt (etwas schneller als eine Galapagos-Schildkröte dürfen Sie dabei aber schon sein!). Spätestens dann, wenn Sie mit Ihren Kindern an einen Punkt angelangt sind, an dem die Stagnation einsetzt, lesen Sie wieder dieses Buch! mindestens aber ein Mal pro Monat! Denn Sie wissen ja jetzt, dass Erfolg von Regelmäßigkeit und Disziplin lebt!

3.4 Gift, alles eine Frage der Dosierung!

Betrachten wir zu Beginn des Themas Ernährung einmal folgenden Sachverhalt:

Nach dem Lesen der satirischen Anleitung zum Dick werden, wird sich der ein oder andere Leser sicher so etwas denken wie:

„Naja, das ein oder andere Stück Torte, Plunder oder auch mal ein schönes Eis werden schon nicht so schlimm sein. Weder für mich, noch für meine Kinder. Vielleicht sind sie das auch nicht.

Doch müssen Sie immer den Betrachtungswinkel sehen. Ein kleiner Kratzer an Ihrem Auto fällt vielleicht nicht auf, aber er ist da und sollte für den Werterhalt idealerweise beseitigt werden.

Jeder zusätzliche Kratzer mindert nämlich den Wert des Autos weiter und plötzlich kommt auch die erste Beule dazu. Nicht weiter wild, ist sowieso ein altes Auto?!

Nun ja mag sein, doch irgendwann kommen neben Kratzern, Beulen auch Achsenbrüche, defekte Pleuelstangen, gebrochene Querlenker und und und dazu. Das Ende vom Lied, Ihr Auto ist alt, kaputt und nicht mehr fahrtauglich! Verstehen Sie die Analogie zu Ihrem Körper und zu dem Ihrer Kinder? Ich hoffe schon! Bei einem Auto haben Sie unter Umständen noch die Möglichkeit sich ein Neues zu kaufen. Doch Körper, Geist und Gesundheit besitzen Sie nur einmal!

Belohnen Sie sich also nicht mit minderwertigem Essen! Genießen Sie es ruhig, wenn Sie einmal zu einem Familienfest eingeladen sind und es auch einmal deftiger zugeht. Doch bedenken Sie bitte, dass Sie all die „Kratzer" und „Beulen" die Sie sich damit einhandeln, wieder richten sollten. Sie haben also immer die Wahl: „Ein paar Sekunden Geschmack vs. Disziplin und sportlicher Figur und dauerhafter Gesundheit". Hier entscheidet natürlich auch immer der Einzelfall ,wie tief ein Kratzer oder wie groß eine Beule ist. Sind sie bspw. ein sehr konsequenter Mensch, der seit Jahrzehnten erfolgreich seine Wunschfigur hält wird Ihnen ein Eis oder die ein oder andere Nascherei keinen Abbruch tun und eben so wenig Ihren Kindern, wenn diese regelmäßig Sport treiben und sich ansonsten ausgewogen ernähren! Kein Mensch sagt dann etwas gegen ein paar Kugeln Eis an einem sonnigen Sommertag! Doch wenn Sie bereits übergewichtig sind oder gar an Adipositas leiden und gerade erst mit dem Training angefangen haben, wird Ihnen die selbe Menge an Eis oder Süßigkeiten sehr viel stärker zusetzen!

Eines kann Ihnen darüber hinaus gewiss sein. Die Menschen in Ihrem Umfeld haben immer etwas zu „tratschen"! So werden die wenigsten Verständnis für das zeigen, was Sie tun bzw. wie Sie sich ernähren oder Ihre Lebensgewohnheiten auf einmal umstellen. Versetzen Sie sich doch einmal in die Lage Ihres Gegenübers, schließlich waren Sie ja lange Zeit auch einer von den „anderen". Einer von denen, die mit den Augen gerollt haben, wenn man am Geburtstag eben kein Stück Kuchen gegessen hat, oder den fetttriefenden Bauch vom Grill dankend ablehnte.

Doch im Grunde bewundern die Menschen, die Ihnen mit Missverständnis oder gar Ablehnung begegnen Ihre Konsequenz und Einstellung! Vielleicht sogar, weil Sie sich selber genau so ein Durchhaltevermögen und solche Willenskraft wünschen! Werden Sie also zum Vorbild für andere und ganz besonders für Ihre

Kinder! Auch die Neider zollen Ihnen im Grunde mit ihrem Neid die größte Form der Anerkennung! Spätestens wenn Ihr Umfeld die positiven Fortschritte sieht, die Sie mit Ihrem Willen in die Tat umgesetzt haben, wird man auf Sie zukommen und Ihnen für die erreichten Ziele Komplimente machen und Ihnen Anerkennung und Respekt zollen! Setzten Sie also einen „Sogeffekt" in Gang und gehen Sie mit gutem Beispiel voran, dann werden Ihnen auch Ihre Freunde und Bekannte folgen und es Ihnen gleich tun!

4. Sieben magische Regeln für gesunde Kinder

1.   Eltern haften für das Essverhalten Ihrer Kinder

2.   Ausreichend Bewegung hält gesund und fit

3.   Ausreichender und gesunder Flüssigkeitskonsum. Der pH-
Wert entscheidet

4.   Du bist, was Du isst! Mit der richtigen Ernährung fängt
alles an

5.   Entwicklung eines Bewusstseins und Verständnisses, für
Notwendigkeit eines
gesunden Lebensmittelkonsums

6.   Vermeiden von Negationen oder Aussprechen von
Verboten

7.   Kein Kalorienzählen und keine Diäten

4.1 Eltern haften für das Essverhalten Ihrer Kinder

Die erste Regel ist gleichzeitig die bedeutsamste von allen! Kennen Sie den Spruch: „Was Hänschen nicht lernt, lernt Hans nimmer mehr?". Im Kindesalter lernt man also am schnellsten und einfachsten! Doch wie lernt man? Indem man sich etwas abschaut und es dann einfach kopiert. Wer ist da nahestehender als die eigenen Eltern? Keiner! Auch wenn man die obige Redensart heute wahrscheinlich in „Was Hänschen nicht lernt, das schaut Hans dann einfach im Internet nach" umdichten könnte, besteht dabei trotzdem ein Problem! Es kostet unglaublich viel Energie und Disziplin eingefahrene Verhaltensmuster zu verändern. Insbesondere, wenn es um das Essverhalten geht! Greifen Sie sich also, wie man so schön sagt, an die eigene Nase! Gerade dann, wenn Sie selbst übergewichtig oder gar adipös sind! Ersparen Sie Ihren Kindern denselben Leidensweg, denn Sie unter Umständen durchmachen mussten.

Sie können jeden Tag damit beginnen, etwas für Sich und Ihre Kleinen zu verändern. Jeden einzelnen Tag. Sie brauchen also nicht erst wieder bis Silvester warten oder bis die nächsten anstehenden Geburtstage verstrichen sind. Was in der Vergangenheit liegt ist dabei nicht mehr von Bedeutung. Aber das, was in der Zukunft Ihrer Kinder liegt schon. Also bekämpfen Sie die innere Inaktivität, indem Sie Ihren Fokus so konzentriert wie einen Laserstrahl auf die zukünftigen Ziele richten! Jetzt kommt etwas ganz Wichtiges: Fangen Sie an, zukünftig anvisierte Ziele im hier und jetzt – also heute- gleich umzusetzen. Ziele setzen bedeutet dabei auch immer, dass man sich konkret etwas Bestimmtes vornimmt. Soll heißen, Sie legen ein Ziel immer mit einem bestimmten Inhalt fest, bspw. meine Sohn/meine Tochter soll Körperfett reduzieren. Anschließend legen Sie ein Ausmaß fest, sagen wir fünf Kilogramm.

Abschließend bedarf es noch der Festlegung eines bestimmten Zeitpunktes bis zu dem das Ziel unbedingt erreicht werden muss. Ansonsten haben Sie keinen Überblick über Erfolg und Misserfolg!

Stellen Sie sich hier bspw. vor, Sie wären ein Unternehmen. Hier müssten Sie doch auch einen Soll-Ist-Vergleich durchführen! Als Automobilhersteller müssen Sie etwa definieren, wie viele Autos sie von welcher Baureihe zu welchen Stückzahlen Sie bis wann verkaufen wollen, um Gewinn zu erzielen. Im Anschluss kontrollieren Sie, ob Sie Ihre gesteckten Ziele auch wirklich erreicht haben und leiten eventuelle Korrekturmaßnahmen ein. Sie verändern bspw. die Rohstoffzufuhr, oder optimieren den Produktionsprozess. Äquivalent verhält es sich also auch zu Ihren persönlichen Zielen, wenn es um einen gesunden, leistungsstarken Körper geht.

Setzen Sie sich keine Ziele, dann werden diese bloß Wünsche bleiben, nicht mehr!

Werden Sie aktiv. Jetzt! Nicht morgen oder übermorgen, nein, heute und zwar jetzt und sofort! Alles ist lernbar. Auch wenn Sie keinerlei Ahnung von gesunder, ausgewogener Ernährung haben, dann können Sie auch diese erlernen. Immerhin haben Sie sich schon dieses Buch gekauft und hoffentlich bis zu diesem Kapitel durchgehalten. Beglückwünschen Sie sich also schon einmal selbst! Denn Sie sind definitiv auf dem richtigen Weg! Wird das Lesen diese Buches etwas verändern?

Erfahrungsgemäß kann ich Ihnen sagen, liebe Leser, dass Sie davon allein keine gesunden und fitten Kinder großziehen werden. Denn mit dem bloßen Lesen ist es nun einmal nicht getan!

Auch hier, wie bei allem anderen, liegt es wieder an Ihnen und Ihrer persönlichen, individuellen Umsetzung! Hier lautet mein Ratschlag, raus aus der Komfortzone! Denn nichts ist schlimmer, also zum faulen „couchpotatoe" zu mutieren! Ist es schwer, sich bspw. nach der Arbeit noch zum Sport aufzuraffen? Sicher. Aber wenn Sie nichts an sich verändern, liebe Eltern, dann werden Sie auch keine nennenswerten Resultat bei Ihren Kindern erzielen. Predigen Sie Wasser und trinken Sie Wein? Dann vergessen Sie es! Sie würden doch auch keine Ratschläge bezüglich Ihres Essverhaltens annehmen, von einem Ernährungsberater, oder gar Arzt, der selber aussieht wie ein Sitzsack, oder? Ich hoffe doch nicht! Warum nicht? Weil Ihnen dieser, unabhängig von seiner augenscheinlichen Qualifikation, ganz einfach nicht kompetent erscheint! Also denken Sie immer daran:

- Nur das Meistern von Herausforderungen wird Sie auch nachhaltig verändern –

4.2 Ausreichend Bewegung

Genügend Bewegung ist gesund und wichtig für Kinder, keine Frage. Da verwundert es keinen, wenn diese manchmal Probleme haben, stundenlang im Unterricht zu sitzen und plötzlich nur noch wenig Gelegenheit haben herumzutoben. Versuchen Sie sich doch einfach an Ihre Grundschulzeit zurückzuerinnern, sofern Ihnen das noch gelingt. Ihr Gehirn sollten Sie nämlich auch fit halten!

Dass Bewegung von enormer Bedeutung für eine gesunde Entwicklung Ihrer Kinder ist und warum der Schulsport dafür nicht ausreicht, haben wir bereits ausführlich geklärt. Auch das Thema Verein und „Leistungsdenken" habe ich kurz thematisiert. Ich möchte mich hier natürlich nicht gegen Sport-Vereine aussprechen, da diese viel Gutes tun und ich schließlich selber Jahrelang Mitglied in einem Turn- und Sportverein und Leitathletikverein war.

Wogegen ich mich aber definitiv aussprechen möchte ist, dass Sie Ihr Kind in einen Verein stecken, dessen Sportart es eigentlich gar nicht mag! Bitte leben Sie nicht durch Ihr Kind und schleppen dieses zum Training und irgend welchen Wettkämpfen, zu denen es nicht gehen möchte!

Denn wenn einem als Kind eine Sportart nicht gefällt, wird man diese auch, wenn überhaupt, nur halbherzig betreiben! Sparen Sie sich also die Kosten und Mühen! Lassen Sie Ihr Kind stattdessen selber entscheiden. Sie dürfen Ihre Kinder gerne für eine Sportart begeistern, aber die Initiative diese betreiben zu wollen, muss letztlich von den Kleinen selber kommen!

Jeder Verein bietet zudem kostenlose Probetrainings an. Lassen Sie Ihr Kind also einfach mal, wie man so schön sagt, „reinschnuppern". Es gibt genügend Möglichkeiten! Zu guter letzt tut es oft auch der gute „alte" Spielplatz, an dem man sich nach Herzenslust austoben kann.

Sofern Ihre Kinder aber bereits übergewichtig sind oder, noch schlimmer, an Adipositas leiden, sollten Sie professionelle Hilfe in Anspruch nehmen.

Mein persönlicher Rat lautet hier, scheuen Sie sich auch nicht davor, mit Ihren Kindern in ein Fitnessstudio zu gehen! Studios mit einem guten Kindersportprogramm sind zwar, auch heute leider noch nicht überall zu finden, aber es gibt sie! Dass dafür allerdings mehr als 20€ im Monat anfallen werden, sollte Ihnen bewusst sein. Bewusst und vor allem wert! Denn die Gesundheit Ihrer Kinder hat keinen Preis! Dass Sie Ihren Nachwuchs nicht unbeaufsichtigt in einem Discountstudio parken, versteht sich dabei hoffentlich auch von selbst!

Um beim Sport und in der Schule leistungsfähig zu sein, müssen besonders Kinder ausreichend trinken!

Starten Sie also in ein neues gesundes Leben, indem Sie anfangen, Ihren Kindern genügend Flüssigkeit zu geben. Doch Flüssigkeit ist nicht gleich Flüssigkeit! Hier gilt es ungesunde und schädliche Getränke von gesundheitsfördernden, vitalisierenden zu unterscheiden! Damit Sie verstehen wie wichtig eine ausreichende und qualitativ hochwertige Flüssigkeitszufuhr ist, betrachten wir zunächst einmal, warum wir trinken müssen.

Wir trinken, da wir der Mensch zu fast drei Vierteln, und sein Gehirn sogar zu ca. 95% aus Wasser bestehen. Somit laufen logischerweise auch alle Stoffwechselvorgänge in diesem Milieu ab.

Untrennbar verwoben mit dem Flüssigkeitshaushalt des Körpers, ist dabei auch der körpereigene Säure-Basen Haushalt! In diesem Zusammenhang merken Sie sich bitte den folgen Leitsatz:

- Sauer macht nicht lustig! -

Sauer macht nämlich, entgegen der landläufigen Meinung, nicht lustig! Um genau zu sein, macht sauer Sie und Ihre Kinder sogar krank! Warum? Werden Sie gleich erfahren.

4.3.1 Der pH-Wert

Im Körper bestimmt nämlich der Säuren- und Basen Haushalt, wo es lang geht! In diesem „Haushalt" existiert eine Art „Hausmeister", der sogenannte pH-Wert. Dieser ist dafür verantwortlich, ob Ihr Körper gesund ist, oder ob Sie krank werden. Der pH- Wert misst den säure- und basischen Grad einer wässrigen Lösung. Also auch in unserem, fast ausschließlich aus Wasser bestehenden, Körper. Die pH-Skala erstreckt sich dabei von 0,0 bis 14,0. Mittelpunkt der Skala bildet der „neutrale" Wert, von 7,0. Ab diesem Wert, bis 14,0 spricht man von einem basischen oder alkalischen Milieu. Unter einem Wert von 7,0, liegt ein saures Milieu.

Der menschliche Organismus funktioniert am besten, wenn sein pH-Wert stimmt. Dieser liegt bei ca. 7,4! Der pH-Wert des Blutes wird durch ein (zugegebenermaßen sehr komplexes) sogenanntes „Puffersystem" reguliert. Daran beteiligt sind unter anderm Proteine, Salze und gelöster Kohlenstoffdioxid. Je niedriger der pH-Wert im Körper ist, desto geringer ist auch die Sauerstoffaufnahme (Da der Proteinkomplex Hämoglobin nicht mehr ausreichend Sauerstoff produzieren kann). Folglich können die roten Blutkörperchen (Erythrozyten) nicht mehr genug Sauerstoff von der Lunge zu den Organen, Muskeln etc. transportieren!

Eine bekannte Redensart lautet: „Wer rastet, der rostet!". Sinnvollerweise müsste man diesen Spruch aber umformulieren. Denn auch wer aktiv ist, der rostet! Um genau zu sein, „rosten" wir nämlich alle, ob klein oder groß! Insbesondere beim Sport!

Ich werden dieses Phänomen nun so einfach wie möglich und hoffentlich so verständlich wie möglich darstellen, damit alle diejenigen, die in Chemie immer geschwänzt haben, auch eine Chance bekommen, es zu verstehen.

Rosten, auch Oxidation genannt, ist nichts anderes, als eine Chemische Reaktion. Keine Angst, ich erkläre es wirklich ganz einfach! Beim Vorgang der Oxidation wird Energie freigesetzt bzw. gewonnen, indem eine energiereiche Verbindung zu einer energieärmeren abgebaut, also „reduziert" wird!

Warum rosten (oxidieren) wir Menschen nun also? Ganz einfach, weil wir atmen! Durch Oxidation kommen die Zellen unseres Körpers zwangsläufig in Kontakt mit bestimmten Formen von Sauerstoff, den sog. Oxidantien. Dies stellt aber ein Dilemma dar, denn schließlich müssen Sie, samt Kind und Kegel, ja Atmen, um zu leben. Der Sauerstoff lässt Sie aber (ver)rosten, wenn wir nichts dagegen unternehmen!

Hier ein Praxisbeispiel:

Sie schmieren Ihren Kindern ein Butterbrot und belegen es mit Wurst oder Käse. Das Brot, die Butter und der Belag stellen zunächst mal eine Form von Energie dar. Wenn Ihre Kinder diesen Energieträger nun Ihrem Organismus (= Energieverbraucher) zuführen, indem sie das Brot essen, wird dieses verdaut, wodurch Energie freigesetzt wird. Um diese Energie freisetzen zu können (also verstoffwechseln zu können) wird Sauerstoff benötigt!

Bei diesem Vorgang entstehen aber auch sogenannte „freie Radikale", die (im Überfluss) extrem aggressiv und schädigend auf die Körperzellen wirken. Insbesondere auf die kleinen „Kraftwerke" des Körpers, die sogenannten Mitochondrien!

Damit Sie den Vorgang des Rostens verstehen können, ist es notwendig, dass ich Ihnen noch kurz etwas über Ionen erkläre. Aber auch hier wird es wieder ganz einfach, versprochen!

Ionen sind Atome, oder Gruppen von Atomen, die eine unterschiedliche Anzahl von Protonen und Elektronen aufweisen.

Gibt das Atom nun ein oder mehrere Elektronen ab, wird es zu einem Ion (um genau zu sein, zu einem positiv geladenen **Kation**!)

Nimmt ein Atom im Gegenzug Elektronen auf, wird es ebenfalls zu einem Ion (und zwar zu einem negativ geladenen **Anion**!)

Klingt kompliziert, ist es auch! Deshalb beschränken wir uns hier auf diese Aussage! Sie verstehen also hoffentlich auch ohne fundierte Chemiekenntnisse, dass:

Rosten (Oxidation) untrennbar verbunden ist mit der „Reduktion"! Den chemischen Vorgang bezeichnet man als **Redoxreaktion**! (gut merken, wenn Sie mal bei einer Quizsendung im TV Kandidat sind!). Bevor wir die kleine Chemiestunde beenden, fassen wir also noch einmal zusammen:

Oxidation = Die Abgabe von Elektronen

Reduktion = Aufnahme von Elektronen

Beides Zusammen = **Redoxreaktion**!

Die Quintessenz aus diesem Chemieexkurs ist, dass Sie begreifen, dass Sie den Prozess des Rostens stets korrigieren müssen. Sie müssen in Ihrem Körper und natürlich auch in dem Ihrer Kinder stets für einen optimalen Säure-Basen- Haushalt sorgen! Das bedeutet, Sie müssen immer alkalisch bzw. basisch sein!

Wie sorgen Sie in Ihrer Familie nun für ein basisches Körpermilieu?

Mein persönlicher Rat, kaufen Sie sich einen Wasserionisierer und zwar einen, der wirklich funktioniert! Dieser vermag es zunächst mittels Aktivkohlefilter schon einmal 99,9 % der Verunreinigungen des Leitungswassers zu beseitigen. Je nach Modell erhält man dann, nachdem das Wasser durch eine Galvanische Wasserzelle geflossen ist, ionisiertes Wasser, mit einem pH-Wert von über 9,0! Was in dieser galvanischen Zelle geschieht, ist im Grunde ganz einfach. Es handelt sich um eine sogenannte "Galvanische Wasserzelle". Nachdem das Wasser den Vorfilter passiert hat, gelangt es in diese Zelle. Dort wird das bereits gefilterte Leitungswasser nun in basisches (reduzierendes) und saures (oxidierendes) Wasser getrennt! Diesen Vorgang bezeichnet man als Elektrolyse, ein Prozess bei dem mittels elektrischen Stromes eine Redoxreaktion forciert wird! Das Endprodukt ist basisches Wasser,dieses enthält negativ geladenen Bestandteile, wie Kalium, Calium oder auch Natrium und saures Wasser, welches positiv geladene Teile, wie Schwefel, Phosphor oder auch Chlor enthält. Das saure Wasser darf natürlich nicht getrunken werden, und läuft, bei den meisten Modellen einfach automatisch in den Ausguss!

Mit ionisiertem Wasser trinkt man obendrein effizienter! Denn dieses besitzt kleinere Wassercluster und sorgt somit dafür, dass ein höherer Prozentanteil von dem was getrunken wird, auch wirklich von den Zellen aufgenommen werden kann!

Wassercluster sind kurzzeitige Vereinigungen von mehreren Wassermolekülen (H_2O) zu einer größeren Wassermolekül-Gruppe (von engl. "cluster")! Diese Cluster geben Auskunft darüber, wie "flüssig" das Wasser eigentlich ist und wie gut es von den Körperzellen aufgenommen werden kann! Da Wasser nur an der Oberfläche der Cluster reagieren kann, besitzen kleinere Cluster proportional zum Volumen gesehen, eine große Oberfläche! Dieser Effekt wird durch den Gebrauch eines Ionisierers erreicht! Hier werden die Wasser-Cluster verkleinert, so dass sie besser in die Körperzellen eindringen können! So werden die Wasser-Cluster aus normalem Leitungswasser (ca 10-13 H_2O Moleküle) auf eine Größe von ca. 5-6 H_2O Molekülen regelrecht verkleinert!

Ich möchte hier keine Produktpräsentation oder Schleichwerbung für Wasserionisierer einer bestimmten Marke durchführen, nicht dass Sie mich falsch verstehen! Da ich aber persönlich so von der Wirkungsweise überzeugt bin, möchte ich Ihnen mein Wissen über diese Möglichkeit der Entsäuerung des Körpers gerne teilen.

Ich bitte Sie hier, liebe Leser aber, dass Sie sich wie ein mündiger Verbraucher verhalten. Kaufen Sie bitte keinen Wasserionisierer, für 300€, wenn gute und wirklich funktionstüchtige Geräte gerne mal 2000€ kosten! Geiz ist, wenn es um die Gesundheit und die der Kinder geht, nicht geil!

Durch Ionisiertes Wasser, schlagen Sie zwei Fliegen mit einer Klappe! Sie sorgen dafür, dass Ihre Kinder immer ausreichend trinken und gleichzeitig für einen optimalen Säure-Basen-Haushalt!

Ich kann nicht mit genug Nachdruck betonen, wie wichtig es ist, dass Ihre Kinder ausreichend trinken, bzw. hydratisiert sind! Denn eine ausreichende Hydration ermöglicht auf der einen Seite eine möglichst effiziente Nährstoffaufnahme der Körperzellen und auf der anderen Seite, dass Giftstoffe zu genüge aus dem Körper gefiltert werden können. Dies sorgt für einen basischen pH-Wert und reduziert das Rosten (Oxidation) der Zellen. So können diese obendrein mit ausreichend Antioxidantien versorgt werden. Diese sorgen umgekehrt wiederum dafür, dass die Körperzellen keinen Rost ansetzten bzw. oxidieren.

Dieser Kreislauf kann auch in umgekehrter Reihenfolge betrachtet werden. Wenn der Körper zu rosten beginnt, wird der Fluss von Wasser in die Zellen gehemmt, was Dehydration verursacht!

Dehydration sorgt wieder dafür, dass im Körper Abfallprodukte eingelagert werden und wieder freie Radikale in den Zellen gebildet werde. Das Ende vom Lied ist wieder eine Übersäuerung des Körpers!

Hauptursachen Für das Rosten des Körpers (nennen wirs es ruhig „oxidativer Stress") sind, neben Sport aber insbesondere auch die falsche Ernährung, Umweltschadstoffe, Lebensmittelzusatzstoffe und auch übermäßige Kalorienzufuhr!!!

Sie merken also spätestens jetzt, dass sauer wirklich nicht lustig macht! Im Gegenteil! Sind Ihre Kinder öfters leicht reizbar, aggressiv, überfordert, gestresst, lustlos und/oder müde? Dann ist es nicht unwahrscheinlich, dass das Körpermilieu bereits einen bestimmten Säurewert überschritten hat und eine Übersäuerung vorliegt! Überprüfen Sie also bitte immer, ob Ihre Kinder genügend trinken! Denn jede Erkrankung beginnt, meiner Meinung nach, mit einem übersäuerten Körper!

4.3.3 Welche Antioxidantien kann Ihr Kind konsumieren?

Außer ionisiertem Wasser gibt es noch eine Reihe ergänzender Antioxidantien in der Nahrung.

Hierzu zählen insbesondere Carotinoide, also Naturfarbstoffe, wie bspw. die β-Carotine, welche Karotten orange färben), Lycopin (machen Tomaten rot), Zeacanthin (macht Mais gelb und Spinat grün), die Vitamine A,C und E, die Spurenelemente Selen, Zink, Kupfer und Mangan sowie Co-Enzyme(bspw. α-Liponsäure oder Q10), und des weiteren sekundäre Pflanzenstoffe, wie bspw. Catechine oder Bioflavinoide. Nahrungsmittel, die diese chemischen Verbindungen besitzen, können freien Radikalen entgegenwirken, indem sie sehr stark mit anderen Stoffen reagieren und ihnen Elektronen entziehen!

4.3.4 Was und wie viel sollte ein Grundschulkind also trinken?

Da täglich sehr viel Flüssigkeit verloren geht, gilt es, diese nicht nur wieder aufzufüllen, sondern sich ein Plus auf dem

„Getränkekonto" aufzubauen. Denn auch Kinder verlieren, anhängig von ihrem Alter, täglich bis zu mehreren Litern Flüssigkeit. Über das Atmen, Schwitzen, bei körperlicher Aktivität und dem Stuhlgang. Da kommt einiges zusammen und das wird häufig unterschätzt!

Alleine über die Atmung können Kinder bis zu 400 ml Flüssigkeit verlieren. Leider merkt man das aktiv nur, wenn es draußen kalt ist. Dann nämlich wird der abgeatmete Wasserdampf sichtbar!

So ist Schweiß z.B. auch nicht zwangsläufig immer sichtbar. Denn selbst Kinder schwitzen ständig! Aber so leicht, dass es nicht von Ihnen wahrgenommen wird. Dabei handelt es sich um einen ganz normalen Prozess des Körpers, zur Temperaturregulierung. So gehen bereits für diesen Regelmechanismus an die 500 ml Flüssigkeit täglich verloren! Hinzu kommt natürlich „sichtbarer" (und oft auch riechbarer) Schweiß, der bei körperlicher Anstrengung wie Sport entsteht. Unter Normalbedingung (also wenn Sie nicht gerade einen Marathonlauf durch die Sahara absolvieren) verliert ein Kinderkörper dadurch bis zu einem Liter Flüssigkeit pro Tag.

Doch auch die Nieren (die Filterorgane des Körpers) haben jeden Tag viel zu tun. Deren Hauptaufgabe ist bekanntlich die Blutreinigung. Folglich wird für diesen Prozess eine Menge Flüssigkeit benötigt! Von täglich an die 1500 Liter Blut, das durch die „Nierchen" von Kindern gespült wird, werden etwa 1,5 Liter an Urin gebildet. Diesen Flüssigkeitsverlust muss man natürlich erst einmal wieder ausgleichen! Ein Flüssigkeitsdefizit lässt sich übrigens ganz einfach an der Farbe des Urins erkennen. Denn hier gilt, je dunkler, desto weniger Flüssigkeit wurde getrunken!

Ein relativ geringer, aber dennoch erwähnenswerter Teil an Flüssigkeit geht dann noch über den Stuhl verloren! Denn wenn das raus kommt, was bekanntlich keine Miete zahlt, dann enthält der Stuhl über 80% Flüssigkeit. So kommt man summa summarum auf weitere ca. 100 ml Flüssigkeitsverlust!

Daher empfehle ich Ihnen, sich an den folgenden Trinkmengen für Grundschulkinder zu orientieren:

Je nach körperlicher Aktivität und Wetterlage, zwischen 1200 und 1500ml!

Grundsätzlich kann man sagen, dass pro 20 kg Körpergewicht ein Liter getrunken werden sollte, das gilt für Kinder und Jugendliche genau wie für Erwachsene!

Kinder vergessen unter dem Spielen oft zu trinken, denken Sie also mit und passen Sie den Flüssigkeitskonsum Ihrer Kinder deren Tagesaktivität an. Zwingen Sie Kinder jedoch nicht partout zum Trinken. Im Normalfall regelt der Körper seinen Flüssigkeitshaushalt von alleine, und „meldet" sich, wenn er

Flüssigkeit benötigt. Ist zu diesem Zeitpunkt aber bereits zum Teil dehydriert!

Achten Sie dann aber unbedingt auf das, was sich Ihre Kleinen in den Rachen kippen! Cola, Limo und sonstige Zuckergetränke, wie bspw. Kakao mögen zwar schmecken, schaden letzten Endes aber dem Körper! Hier spielt es auch keine Rolle, ob Sie zu light Limonaden und Co greifen! Ob Zucker oder Aspartam spielt keine Rolle, wenn es um den pH-Wert geht! Beides wird diesen zum Negativen hin verschieben.

Doch auch hier gilt wieder, Gift ist eine Frage der Dosierung! Ab und zu ein Glas Limonade hat, zumindest meines Wissens nach, noch kein Kind umgebracht. So sollte auch dieser Ratschlag wieder in einem Gesamtzusammenhang betrachtet werden! Sind Ihre Kinder also schon fett und kugelrund, dann sollten Sie auf die Limo lieber verzichten! Sind Ihre Kinder hingegen schlank, gesund und sportlich aktiv, wird Ihnen das ein oder andere Gläschen Limo keinen Abbruch tun.

Vermeiden Sie es aber bitte, Ihren Kinder Limonade oder dergleichen, mit zum Sportunterricht oder generell als Sport-Getränk mitzugeben! Der Ausgleich des Flüssigkeitsverlustes ist insbesondere nach dem Training von größter Wichtigkeit. Geben Sie Ihren Kindern deshalb leicht hypotone oder isotonische Getränke als Durstlöscher mit!

Was soll das nun wieder sein, fragen Sie sich? Auch hier bringe ich wieder Licht ins Dunkle. Die Präfixe „hypo", „iso" und „hyper" bezeichnen in diesem Zusammenhang die Anzahl an gelösten, naja nennen wir es einfach mal „Teilchen" in einer Flüssigkeit, bzw. eines Getränkes zu dessen Verhältnis zum Blut(plasma).

Klingt wieder mächtig kompliziert, ist es aber nicht! Denn es reicht, wenn Sie sich Folgendes merken:

Hypoton = Ein Getränk, welches weniger Inhaltsstoffe („Teilchen") enthält, als „Teilchen" im Blut vorhanden sind. Aufgrund dessen kann das Getränk dann sehr gut vom Körper aufgenommen werden! Denn es hat quasi viel „Platz", um in die Blutbahn hineinströmen zu können!

Somit ist ein rascher Flüssigkeitsausgleich möglich. Bestes Beispiel hierfür ist ionisiertes Wasser, da dieses durch die kleinere Wassercluster viel besser in die Blutbahn strömen kann als bspw. normales (Leitungs)Wasser.

Hyperton = Ein Getränk, bei dem das Teilchenverhältnis von Getränk zu Blutbahn 1:1 ist. Sich im Getränk also genau so viele Teilchen befinden, wie im Blut. Hierzu zählen sogenannte Sportdrinks bekannter Firmen. Diese eignen sich also auch gut, um einen raschen Flüssigkeitsausgleich zu erzielen. Aufgrund der Tatsache, dass Sie allerdings meistens sehr viele Kohlenhydrate enthalten, nicht für kugelige Kinder geeignet! Denn wenn diese durch eine süße Zuckerpampe gleich wieder mehr Kalorien zuführen, als sie beim Sport verbrannt haben, werden sie „unterm Strich" ja noch fetter!

Hypoton = Sind Getränke, Sie ahnen es jetzt schon, deren Teilchenkonzentration über der des Blutes liegt! Hierzu zählen eben insbesondere alle Limos und Colas! Durch zu viel gelöster Teilchen ist also, bildlich gesprochen, nicht ausreichend „Platz" in der Blutbahn. Der Körper reagiert darauf, indem er versucht die Zuckerbrühe mit Flüssigkeit aus dem Darm zu verdünnen.

Dies gelingt aber nur bedingt und es dauert seine Zeit. Demzufolge sind Limos und Co. verständlicherweise denkbar ungeeignet als Flüssigkeitsersatz nach dem Sport. Darüber hinaus enthalten Sie eine Menge Zucker und damit viele, nutzlose Kalorien für kleine Moppelchen!

4.3.5 Meiden Sie Plastikflaschen und deren Weichmacher

Lassen Sie Ihre Kinder bitte nicht aus PET (Polyethylenterephthalat) Plastikflaschen trinken, denn diese enthalten schädliche Weichmacher (Phthalate oder auch Acrylamid) und teilweise sogar Hormone (insbesondere Östrogene = weibliches Geschlechtshormon)! So enthält abgefülltes Wasser aus PET-Plastikflaschen mehr Östrogen als unser Abwasser und in ungefähr doppelt so viel Östrogen wie Wasser aus Glasflaschen!

Anhand einer Langzeitstudie, die über mehrere Jahre hinweg verlief und an der Hunderte von Testpersonen teilnahmen, wurde bspw. festgestellt, dass Weichmacher insbesondere Kinder krankmachen und ihre Wesensart negativ beeinflussen. Denn während Ihrer Schwangerschaft wurde bei allen Müttern, die an dieser Studie teilnahmen, zunächst die Konzentration der Weichmacherrückstände im Urin ermittelt. Mehrere Jahre später wurde bis zum neunten Lebensjahr die Verhaltensweise der Kinder beobachtet. Als Ergebnis stellten die Wissenschaftler fest, dass die Kinder, deren Mütter eine erhöhte Weichmacherkonzentration aufwiesen, wesentlich verhaltensauffälliger, aggressiver und unkontrollierter waren, als die übrigen Kinder!

5. Du bist, was Du isst! Mit der richtigen Ernährung fängt alles an

Ernährung ist das Alpha und das Omega, gerade wenn es um die Gesundheit von Kindern geht!

Ein Körper, der sich sozusagen noch im „Entwicklungsstadium" befindet, reagiert unwahrscheinlich sensibel auf die ihm zugeführte Nahrung. Um Ursachen für Krankheiten, Übergewicht oder Adipositas bei Kindern zu ermitteln, bedarf es also in der Regel keiner aufwendigen empirischen Input-Output-Analyse wie in der Wirtschaftsforschung! Das, womit Sie Ihre Kinder füttern, wird sich unweigerlich auch optisch bemerkbar machen! Sorgen Sie sich also von Anfang an darum, was Sie Ihren Kindern zu essen geben und warten Sie nicht auf das „Zaubermittel" Pubertät, in der sich das angefressene Übergewicht dann verwachsen soll. Alles Quatsch! Denn die Fettzellen (Adipozyten), die Sie als Kind angefüttert bekommen, behalten Sie ein Leben lang! Sie können diese zwar leeren, also das darin gespeicherte Fett loswerden, aber das Fettgewebe werden Sie nicht mehr los![14] So macht es also einen gravierenden Unterschied, ob Sie sich als Kind schon mal ein gewaltiges Kontingent an Fettgewebe anlege, oder lieber schlank blieben!

---

[14] Das Beharrungsvermögen der Adipozyten oder warum alle Diäten versagen - Meldung im Deutschen Ärzteblatt vom 7. Mai 2008, http://www.aerzteblatt.de/nachrichten/32264, Zugriff v. 28.02.2014.

Also liegt es also wieder einmal bei Ihnen, liebe Ellern! Wie so oft halten Sie es in den Händen, was aus Ihren Kindern wird! Beim Gewicht wird schon im Kindesalter festgelegt, wie schwer es Ihre Kinder dann im Teenager- und Erwachsenenalter haben werden, mit Ihrem Gewicht zu kämpfen.

Kontrollieren Sie also, wann, wo und vor allem was Ihre Kinder tagtäglich essen! Sprechen Sie die Notwendigkeit einer gesunden und ausgewogenen Ernährung auch mit den Personen des nähren Umfeldes Ihrer Kinder ab. So nützt es bspw. wenig, wenn Sie zwar zu Hause für gesundes Essen sorgen, sich Ihr Kind dann aber bei Oma und Opa vollfrisst, oder bei Freunden so viele Süßigkeiten in sich hineinstopft, dass es auf der Nachhausefahrt vor Zuckerschock wie ein Lump am Stecken zappelt und Ihnen anschließend vor lauter Übelkeit noch ins Auto kotzt (am besten zielgerichtet in die Lüftungsschlitze, damit Sie noch wochenlang Ihren Spaß haben, wenn Sie die Lüftung anschalten).

Hier möchte ich Ihnen gerne eine passende Anekdote aus meiner eigenen Kindheit erzählen:

Bei uns zu Hause gab es immer eine prall gefüllte Süßigkeiten-Schublade. Ich erinnere mich noch genau, denn bis heute lagern dort alle Süßigkeiten meiner Eltern. Besagtes Süßigkeiten Depot befindet sich in einer länglichen Schublade unter dem Backofen (und es ist noch nie etwas darin geschmolzen!).

Bei uns zu Hause ging es immer sehr locker und lustig zu und hier durften immer alle Kinder das tun, was sie meistens bei Ihren eigenen Eltern nicht durften. Nicht zuletzt deshalb, war das Haus immer voll und es herrschte immer lustiges Treiben. Als meine Schwester einmal eine Freundin zu Besuch hatte, deren Eltern anscheinend eine „Null-Toleranz-Politik" gegenüber allen Süßigkeiten vertraten, stürzte sich dieses Mädchen regelrecht auf alles Süße, was sie finden konnte. Sie war schlank und ebenfalls im Leistungsturnverein, genau wie meine Schwester. Da es bei diesem Mädchen aber anscheinend nie etwas zu Naschen gab, konnte Sie es jedes Mal kaum erwarten, bis sich die „Süßigkeitenschatulle" bei uns zu Hause für Sie öffnete und Sie nach Herzenslust zugreifen durfte. Als meine Mutter das sah ,sagte Sie folgenden Satz, an den ich mich bis heute noch sehr gut erinnere:

„Du kannst hier essen was Du willst, aber Du kotzt Dich nicht zu Hause aus und erzählst dann, dass Du Dich bei uns nur mit Süßigkeiten vollgestopft hast!".

Wenn wir gerade beim Thema Süßes sind, werde ich gleich mal mit dem Mythos „Zucker aus Früchten (Fructose) ist gesund und darf in Massen gegessen werden" aufräumen!

Wie schon so oft erwähnt, spielt auch bei Früchten der Gedanke „Die Dosierung macht das Gift" die entscheidende Rolle. Sind Ihre Kinder nur Sofa-Athlethen und besteht Ihre ganze sportliche Leistung in Daumenakrobatik, wenn Sie auf der Fernbedienung oder dem Controller Ihrer Videospielkonsole herumdrücken? Dann sind Früchte sicher nicht der richtige Weg für einen schlanken und gesunden Körper! Denn auch Fructose ist Zucker! Hier gibt es kein wenn und aber. Den Konsum von Zucker muss man sich verdienen! Nur weil er in Früchten „verpackt" ist, schadet ein übermäßiger Konsum von Fruchtzucker Ihren Kindern genau so sehr, als wenn Sie sich mit Zucker (meist Dextrose) aus Süßigkeiten vollstopfen würden!

Sind Ihre Kinder dick und kugelrund? Dann sollten, meines Erachtens, bereits fünf Gramm Fructose pro Tag das Limit darstellen! Auf keinen Fall mehr!

Alle Zuckerformen sind Kohlenhydrate, und diese muss man sich auch als Kind verdienen! Ein idealer Zeitpunkt für Früchte ist insbesondere nach dem Sport! Denn in den 30 Minuten nach dem Training ist die Insulinsensibilität, also die Fähigkeit, Kohlenhydrate in die Muskelzellen zu schleusen und nicht in die Fettzellen, am größten. Am meisten Sinn machen Früchte also nach dem Sport als gesunde und leichte Mahlzeit, die dafür sorgt, dass die Energiereserven Ihrer Kinder schnell wieder aufgefüllt werden. Aber Vorsicht! Nicht jedes Obst eignet sich dafür! Denn es kommt hier wieder auf den Fruktose (Fruchtzuckeranteil) der Frucht an. Früchte enthalten nämlich neben Fruchtzucker (Glukose) auch Saccharose (Zucker) und Glukose (Traubenzucker)! Hier gilt, die richtige Mischung macht's! Sehr ungeeignet als Snack nach dem Sport sind somit bspw. Weintrauben (besonders helle), Bananen, Mangos. Ebenso Avocados, da diese zusätzlich noch einen hohen Fettanteil besitzen, was direkt nach dem Sport nicht zu empfehlen ist! Denn konsumiertes Fett in der Mahlzeit nach dem Training bremst den Stoffwechsel und hemmt die Insulinsensitivität! Alle genannten Beispiele sind besonders reich an Fructose und eignen sich deshalb nicht direkt nach dem Sport! Wenn Ihre Kinder fett sind, sollten Sie darüber hinaus auf Kohlenhydrate jeglicher Art zunächst ohnehin komplett verzichten!

Sehr gut nach dem Training eignen sich hingegen bspw. Aprikosen, Kiwis, Ananas oder auch Feigen, da diese einen vergleichsweise niedrigen Fruktose Level aufweisen!Auch zum empfehlen sind bspw. Reiswaffeln mit Marmelade!

Aprikose, Kiwi oder Feige sind gute Beispiele für die drei magischen Eigenschaften, die Früchte besitzen sollten, wenn Sie sie Ihren Kindern nach dem Sport geben. Einen hohen gylkämischen Index, die Fähigkeit eine schnelle hohe Insulin Ausschüttung (=durch erhöhten Blutzuckerspiegel hervorgerufen) und einen geringen Anteil an Fruktose! So besitzt eine Aprikose etwa 0,9% Fruktose, während eine Banane hingegen etwa 4,9% Fruktose enthält!

5.2 Die richtige Nährstoffkombination

Um Ihren Kindern eine gesunde, abwechslungsreiche Ernährung bieten zu können, sollte diese alle drei wichtigen Bausteine enthalten. Dazu zählen die sogenannten Makronährstoffe. Proteine (Eiweiß), Kohlenhydrate und Fette. Wir werden jeden dieser Bausteine gesondert betrachten, bevor wir anschließend alle zu einem optimalen Mix wieder zusammenbauen. Denn zuvor schaffen wir aber ein grundlegendes Verständnis für die Thematik, indem ich Ihnen auf eine ganz einfache Art und Weise die Themen Energieumsatz, Abschätzung des Energiebedarf/-Umsatz, Verdauung und Energiebereitstellung erkläre. Auf geht's!

5.3 Warum braucht der Körper Energie?

Das beste Beispiel, um die Bedeutung des Themas Ernährung zu verstehen, ist meiner Meinung nach, den Tagesrhythmus eines Babys zu betrachten. Wie sieht ein solcher 24 Stunden Zyklus aus? Ganz einfach zusammengefasst, mit drei Worten. Essen, Schlafen, Bewegen.

Drei simple Tätigkeiten, die dazu führen dass in kürzester Zeit ein rasanter Entwicklungsprozess stattfindet. Das Kind wächst und wächst und wächst. Knochen und Organe wachsen, das Gehirn entwickelt sich, lernt jeden Tag neue Dinge kennen und es werden quasi täglich neue motorische Fähigkeiten dazugewonnen! Genau so, nur nicht mehr gaz so schnell, verhält es sich dann auch mit (Grundschul)kindern und später im Erwachsenenalter. Doch leider verliert dieses rasante Entwicklung immer mehr an Fahrt, je älter wir werden! Dann kommen immer neue Ausreden dazu, warum man keine Zeit für Sport und Bewegung hat! Ein Baby hingegen betreibt täglich stundenlang „Sport" indem es zunächst nur strampeln kann, dann lernt es zu sitzen, zu krabbeln, zu stehen und zu gehen. Das ist sein tägliches Training! In Kombination mit regelmäßiger Ernährung und ausreichend Regeneration (in Form von Schlaf) vollbringen wir als Babys wahre Wunder, was die körperliche Entwicklung betrifft! Doch dann fangen wir an alles wieder zu verlernen und uns auszubremsen!

Da spätestens mit dem Eintritt in die Schule, das stundenlange tägliche Sitzen zur Routine wird, sollte gleich ab diesem Zeitpunkt für ausreichend Ausgleich, in Form von genügend Sport gesorgt werden!

Somit stehen Sich zwei Größen des Energiebedarfs gegenüber. Auf der einen Seite der sogenannte Grundumsatz und der Leistungsumsatz.

Als Grundumsatz bezeichnet man die Menge an Energie, die ein Körper zur Aufrechterhaltung aller lebensnotwendigen

Körperfunktionen benötigt, wie bspw. Herzschlag, Atmung, Versorgung des Gehirns und der Organe etc. Haupteinflussfaktoren auf den Grundumsatz sind natürlich das Alter und das Geschlecht, sowie insbesondere das Körpergewicht bzw. die Körperzusammensetzung (v.a. der prozentuale Fettanteil!) und Hormone. Gemessen an Ihrem Körpervolumen, besitzen Grundschulkinder dabei einen relativ hohen Grundumsatz!

Ich nenne dieses Phänomen gerne auch das „Pinguin Prinzip". Denn wenn Sie an Ihren Biologieunterricht zurückdenken, dann dürfte Ihnen noch in Erinnerung sein, dass die Pinguine, dort wo es, am kältesten ist, am größten sind! Denn so strahlen Sie, in Relation zur Ihrer Körperoberfläche am wenigsten Wärme ab!

Des weiteren hängt der Grundumsatz Ihres Kindes natürlich von der Masse ab, die es mit sich herumzuschleppen hat. Denn, so traurig es klingt, auch Fettgewebe will mit Energie versorgt werden!

Hierfür entfallen sogar bis zu ca. 10% des gesamten Energiebedarfs! Wenn wir uns später also ansehen, wie viel Kilokalorien Fett liefern, werden Sie sehen, welche Bedeutung Sie diesen 10 Prozent zubemessen können! Grundsätzlich können Sie den Grundumsatz Ihres Kindes aber ganz einfach mit folgender Faustformel berechnen:

Jungs: 1 Kilokalorie x Körpergewicht x 24 Stunden

Mädchen: 0,9 Kilokalorien x Körpergewicht x 24 Stunden

Es gibt natürlich noch exaktere Formeln, um den Grundumsatz zu bestimmten. Zudem sollte man eigentlich nicht mit dem tatsächlichen Körpergewicht, sondern besser mit dem fettfreien Körpergewicht rechnen. Also dem Körpergewicht, abzüglich sämtlicher Fettmasse!

Da Kinder aber nicht nur herumliegen, sondern sich tagsüber auch bewegen, verbrauchen sie also logischer Weise auch noch etwas mehr Energie, als den Grundumsatz. Den selbst in der Schule herumsitzen, verbraucht Energie. Denn das Lösen von Matheaufgaben verschlingt auch Energie, vom (hoffentlich) Herumtoben, in der Pause ganz zu schweigen!

Da ich persönlich aber nicht wirklich viel von Kalorienzählen halte und es schon gar nicht empfehle, wenn es um die Ernährung Ihrer Kinder geht, werde ich hier nur noch in Kürze auf eine mögliche Berechnung des Gesamtenergieumsatzes eingehen, damit Sie Ihr Wissen erweitern und ein besseres Verständnis für diese teils komplizierte Thematik entwickeln!

Der Gesamtenergieumsatz eines Kindes, ist die Summe aus Grundumsatz + Leistungsumsatz.

Berechnet werden kann dieser, auch relativ simpel, mittels sogenannter PAL-Werte (aus dem Englischen: „physical activity level"). Was zu deutsch so viel wie „körperlicher Bewegungsintensität" bedeutet.

Gerechnet wird dann, wie eingangs erklärt mit der Formel für den Grundumsatz, multipliziert mit den verschiedenen PAL-Werten. Diese reichen von 0,95 (für Schlafen) bis hin zu 2,4 (für schwere körperliche Arbeit, wie bspw. Bauarbeiter).

Das Grundschulkind Max Mustermann wiegt beispielsweise 20kg. Die Berechnung seines Gesamtenergiebedarfes könnte also etwa folgender Maßen aussehen:

9 Stunden Schlaf ergeben (PAL-Wert: 0,95 für Schlafen x 9), einen Wert von 8,55.

6 Stunden Schule eggen (PAL-Wert: 1,2 für sitzende Tätigkeit x 6), einen Wert von 7,2.

9 Stunden Freizeit ergeben (PAL-Wert: 1,5 für Freizeitbetätigungen, die nicht nur aus herumsitzen bestehen x 9) einen Wert von 13,5.

Diese 13,5 werden durch 24 Stunden geteilt, um einen Durchschnittswert zu erhalten, was in unserem Beispiel einen Wert von ca. 0,6 (0,56) ergibt.

Gerechnet wird nun: 20 Kilogramm x 24 Stunden = 480 Kilokalorien (Grundumsatz) und anschließend multipliziert mit dem durchschnittlichen PAL-Wert von 1,2 (1,21).

Das bedeutet, dass der Gesamtenergieumsatz unseres Beispielschülers Max Mustermann, würde bei liegt ca. 580 kcal liegen würde.

Die Frage nach der Ursache für einen Energiebedarf ist damit hoffentlich beantwortet. Falls nicht, dann fasse ich es noch ein mal in einem einzigen Satz zusammen:

Der Körper benötigt Energie, weil er funktioniert wie ein Motor, je mehr Leistung Sie haben wollen, desto mehr Energie benötigen Sie!

Anschließend betrachten wir, wie versprochen, die grundlegenden Ernährungsbausteine und ich erkläre Ihnen, welche Funktionen diese besitzen. Abschließend gebe ich Ihnen praktische Handlungsempfehlungen, die Sie für und mit Ihren Kindern täglich umsetzen können.

5.4 Die Krux mit den Kalorien

Wenn es um das Thema Ernährung geht, insbesondere um die von Kindern, gibt es eine Frage, die ich immer und immer wieder höre: „Sind da Kalorien drin"?

Ich hoffe Sie Lachen nun, wenn Sie diese Frage lesen. Denn mir ist auch heute noch immer wieder zum lachen, wenn ich diese Frage gestellt bekomme. An sich gibt es ja keine guten oder schlechten Fragen und auch keine dummen. Im Grunde basieren sie ja nur auf Unwissenheit. Reden ist Silber und Schweigen Gold. Sagt man, aber in einem Kinderlied heißt es auch, wer nicht fragt bleibt dumm. Deshalb gleich vorweg, liebe Leser. Jedes Nahrungsmittel enthält Kalorien. Diese stecken überall drinnen!

Aber es macht einen Riesenunterschied, ob es Kalorien aus Proteinen, Kohlenhydraten oder Fetten sind! Ich werde jetzt Licht ins Dunkle bringen, damit Sie ein für alle mal wissen, worum sich das Kalorien- Karussell denn eigentlich wirklich dreht! Also stellen Sie die Gehirnzellen Ihres Langzeitgedächtnisses auf an und dann legen wir los!

Zur Auffrischung des Schulwissen, wiederholen wir zunächst, dass (Energie)Dichte pro Masse (hier die eines Lebensmittels) sich ergibt, wenn man Energie durch Masse teilt! Wenn Sie das nun wieder wissen, verstehen Sie im Anschluss auch, warum man sich immer noch ein Eis hineinstopfen kann, obwohl einem das Essen quasi schon zu den Ohren wieder herausquillt und man schon den ersten Knopf seiner Hose aufgemacht hat, damit es diesen nicht wie eine Kesselniete wegsprengt.

Die Energiedichte pro Masse Lebensmittel sagt Ihnen also, wie viele Kalorien pro Gramm es enthält. Quasi wie an der Tankstelle. Dort können sie auch unterschiedliche Kraftstoffe Tanken. So bleibt Benzin zwar Benzin, aber mit einer unterschiedlichen Oktanzahl. Sie erhalten also, auf den Liter betrachtet, unterschiedlich viel „Energie", da eine höhere Oktanzahl mehr Leistung aus Ihrem Motor kitzelt. Denn Sie können wählen zwischen Normalbenzin, Super, Super Plus und noch mehr! Ähnlich verhält es sich auch mit Kalorien, wobei hier aber nicht automatisch gilt, je größer die Energiedichte, desto besser! Denn eine größere Energiedichte bedeutet beim Menschen nun mal nicht automatisch mehr Leistung! Denn, entgegen vieler Meinungen von vermeintlichen „Ernährungsexperten" kommt es darauf an, WELCHE KALORIEN Sie und Ihre Kinder essen!

Um zu verstehen, worum es geht, stellen Sie sich einfach bildlich vor, Sie wären eine Lokomotive, mit angehängten Waggons. Eine schöne alte Dampflok, die noch mit Kohlen befeuert wird!

Um die Lok in Bewegung zu versetzen, müssen Sie deren Dampfkessel befeuern, damit dieser, wie der Name schon sagt, Dampf produziert, der wiederum die Räder in Gang setzt. Soweit, so gut! Noch einfach zu verstehen! Doch nun kommt es darauf an, was für „Treibstoff" Sie in den Dampfkessel feuern!

In den Waggons hinter Ihnen haben Sie einen mit Holz und einen mit Kohlebriketts. Um loszufahren, muss das Feuer im Kessel möglichst schnell brennen und genügend Energie produzieren, damit sich die Lokomotive samt Waggons überhaupt in Bewegung setzt!

Vergleichen Sie nun die Eigenschaften von Holz und von Kohle bezüglich Ihrer Vor- und Nachteile als Brennstofflieferant. Holz brennt relativ schnell, aber dafür nicht lange, Sie müssen immer wieder Holz nachfeuern, um das Feuer konstant heiß zu halten. Kohlen hingegen brauchen lange bis Sie brennen, liefern dafür aber kontinuierlich sehr heißes Feuer und Sie müssen nicht andauernd nachwerfen!

In unserem Lokomotivenbeispiel sind Sie dabei die Lok und der Dampfkessel Ihr Stoffwechsel.

Holz und Kohle stehen für die Hauptenergielieferanten des Körpers, Kohlenhydrate und Fette. Die angehängten Waggons, in denen die „Passagiere" sitzen, repräsentieren Ihre Körpergewicht. Je mehr Gewicht, desto mehr Waggons! Die Passagiere in den Waggons können Sie sich als Proteine vorstellen. Diese sind für Ihren Zug am wichtigsten, denn Sie kaufen Fahrkarten, füllen die Waggons und sorgen dafür, dass Sie es sich überhaupt „Leisten" können, einen Zug zu betreiben! Wenn also Ihre Waggons mit ausreichend Passagieren beladen sind, desto besser! Beachten Sie also folgendes Beispiel:

Sagen wir, Sie haben nur einen Waggon, mit 50 Sitzplätzen. Jeder dieser Plätze ist nun mit einem Passagier besetzt. Dies ist für Sie als Zug- bzw. „Zuggesellschaft" effektiver, als 10 angehängte Waggons, in denen jeweils nur 5 Passagiere sitzen. Denn dann benötigen Sie weitaus mehr Energie, um die gleiche Anzahl an Passagieren zu transportieren!

Fahrgäste dienen darüber hinaus, wie im echten Leben auch nicht der Energiegewinnung. Denn Sie sind, bildlich gesehen, ja faul. Sie haben sich eine Fahrkarte gekauft, wollen also chauffiert werden!

Kommt es aber ganz hart, so könnten diese zur Not aussteigen und die Lok anschieben! Es ist also auch möglich aus Passagieren Energie zu gewinnen.

Das Beispiel zeigt also, dass in absoluten Notsituationen auch Proteine als Energieträger herangezogen werden können. Dies aber wenig effektiv ist, da es nicht die Aufgabe von Passagieren ist, für Energie zu sorgen!

Grundsätzlich gilt also:

Kohle = Fette. Ein Gramm Fett liefert 9,1 Kilokalorien an Energie.

Holz = Kohlenhydrate. Ein Gramm Kohlenhydrate liefert 4,1 Kilokalorien an Energie.

Passagiere = Protein. Ein Gramm Protein liefert ebenfalls 4,1 Kilokalorien an Energie.

Im Folgenden betrachten wir die einzelnen Makronährstoffe Proteine, Kohlenhydrate und Fett noch einmal gesondert, hinsichtlich ihrer Beschaffenheit, verschiedener Arten und Funktionen im Körper. Den Anfang machen die Proteine.

5.5 Proteine (Eiweiß)

Wenn ich von Makronährstoffen, Baustoffen oder Passagieren sprechen dann meine ich stets Proteine. Diese spielen zweifelsohne die größte und wichtigste Rolle im Körper! Sie bestehen aus sogenannten Aminosäuren und sorgen für den Auf- und Abbau jeglicher Körperzellen. Da wir hier aber keinen Grundkurs für Biochemie oder Biologie abhalten wollen, werde ich Ihnen nur die wichtigsten (essenziellsten) Fakten über Proteine und deren Aufgaben im Körper nennen, mit denen Sie auch in der Praxis etwas anfangen können.

Wo wir schon beim Thema wären. Denn Proteine bzw. Aminosäuren lassen sich in essenzielle, also unbedingt benötigte, und nicht essenzielle, also nicht unbedingt benötigte Aminosäuren unterscheiden. Insgesamt gibt es 23 Aminosäuren, von denen acht essenziell sind, vom Körper also nicht selber hergestellt werden können. Hierzu zählen Isoleuzin, Leuzin, Valin, Lysin, Phenylalanin,Methionin , Tryptophan und Threonin. Da sich Kinder noch im Wachstum befinden, können für Kinder optimaler Weise auch noch Histidin und Arginin dazugezählt werden.

Das Wissen, um die Existenz von Aminosäuren, können Sie gebrauchen, wenn Sie wissen wollen wie „wertvoll" eine Nahrungsquelle ist, die Sie Ihren Kinder servieren! Denn welche der aufgelisteten essenziellen Aminosäuren in geringster Konzentration im Lebensmittel enthalten ist, bestimmt die sogenannte „Biologische Wertigkeit" des Lebensmittels.

Die biologische Wertigkeit beantwortet also die Frage danach, wie viel Gramm Körpereiweiß aus 100 g Nahrungseiweiß aufgebaut werden können. Im Zuge dessen können Sie ermitteln, welche Mengen eines bestimmten Lebensmittels Sie zur Deckung der Proteinmenge Ihrer Kinder benötigen. Die bilogische Wertigkeit von tierischem Eiweiß ist dabei immer höher als die von pflanzlichem!

So hat Milcheiweiß bspw. eine biologische Wertigkeit von 86%, während Getreideeiweiß lediglich 35% aufweist! Bleiben wir zum besseren Verständnis nun bei den genannten Beispielen.

Im Milcheiweiß sind zwar, genau wie im Getreideeiweiß alle der 8 essenziellen Aminosäuren enthalten, aber in einem unterschiedlichen Verhältnis. Würden Sie den Eiweißbedarf Ihrer Kinder also ohne Fleisch, rein aus Getreideprodukten decken, bräuchten Sie eine viel höhere Menge an Essen!

Von allen Proteinlieferanten schneidet dabei Voll-Ei am besten Eiweiß ab! Denn aus 100g Vollei können ca. 97% Körpereiweiß aufgebaut werden!

Zu beachten ist, im Zusammenhang der Biologischen Wertigkeit, dass Voll-Ei nur rein willkürlich mit einem Vergleichswert von 100 versehen wurde. Hühnerei-Eiweiß ist zwar tatsächlich das Protein, welches am besten vom Körper aufgenommen werden kann, sein Referenzwert von 100 ist aber frei gewählt! Deshalb müssen Sie wissen, dass aus 100g Lebensmittelprotein nicht tatsächlich 97% Körperprotein aufgebaut werden! Bei Voll-Ei liegen wir wohl eher bei 35g

Körperprotein! Deshalb ist es auch möglich, Werte über 100 zu erreichen (vgl. Beispiel Ei und Kartoffeln Kombi). Nichtsdestotrotz ist die Biologische Wertigkeit also ein praktisch anwendbares Maß zur Orientierung, um die einzelnen Proteinquellen hinsichtlich Ihres „Protein-Potenzials" beurteilen zu können!

Sehr interessant, ist die verblüffende Tatsache, dass Sie durch ein bestimmtes Mischverhältnis von unterschiedlichen Lebensmitteln eben eine besonders hohe Biologische Wertigkeit schaffen können.[15] Aufgrund dessen empfehle ich Ihnen tierisches und pflanzliches Protein zu mischen. So gleichen Sie die begrenzte Anzahl an Aminosäuren eines Pflanzenproteins aus, ergänzen es mit denen des tierischen und erhalten so ein Gesamtprotein, in dem Sie eine viel höhere Biologische Wertigkeit „erschaffen" haben.

Bestes Beispiel:

Kartoffeln mit Eiern. Gemischt, in einem Verhältnis von 65 zu 35, erhalten Sie eine Biologische Wertigkeit von sage und schreibe 136! Die höchste, die es gibt.

(Gerechnet wurde hier mit einem mittelgroßen Hühnerei und ca. 650g Kartoffeln. Das Beispiel dient nur der Veranschaulichung, wie die Biologische Wertigkeit gesteigert werden kann und nicht als Rezeptvorschlag für eine Kindermahlzeit!)

---

[15] Vgl. Kofranyi, Jekat et. Al 1970.

Sie merken also, es spielt schon eine Rolle, durch welche Produkte Sie den Proteinbedarf Ihrer Kinder decken!

Deswegen spreche ich mich persönlich auch ganz klar dafür aus, Kinder (und besonders Säuglinge) möglichst nicht vegetarisch und auf keinen Fall vegan zu ernähren! Unbedingt betonen möchte ich an dieser Stelle, dass ich mich nicht gegen einen vegetarischen oder veganen Lebensstil im allgemeinen aussprechen möchte! Hier darf jeder seine eigenen Entscheidungen treffen. Da, aus ernährungsphysiologischer Sicht, aber eben nicht jeder weiß, was er tut, sonst gebe es ja nicht so viele fette Menschen, ist es gerade bei diesen zwei Ernährungsformen umso wichtiger, sich mit der Ernährung auszukennen, um Mangelerscheinungen vorzubeugen! Diese herrschen aber insbesondere bei einer streng veganen Ernährungsform vor und können der Entwicklung von Kindern abträglich sein, wodurch nicht nur ein Defizit an Vitamin B12 vorliegen kann!

Kinder, die vegan ernährt werden, können oft unter zu geringer Energiezufuhr leiden. Sie erhalten dann meist zu wenig hochwertige Proteine und weisen ein Defizit an Spurenelementen auf. Insbesondere an Eisen, Kalzium, Zink, Vitamin D und B (vor allem B2 und B12).

Im Zusammenhang mit Protein möchte ich Ihnen noch meinen ganz persönlichen und wirklich gut gemeinter Rat geben:

Essen Sie in Ihrer Familie bitte auf keinen Fall Soja! Gebe Sie es nicht Ihren Kindern und meiden Sie, soweit irgendwie möglich, auch alle Produkte, in den Soja enthalten ist! Denn, über 90% der industriell verarbeiteten Sojaprodukte sind das Ergebnis von Gentechnik. Um alle negativen Eigenschaften von Soja aufzuzählen und welchen Schaden sie an Ihnen und insbesondere Ihren Kindern anrichten können, müsste ich ein extra Buch schreiben. Deshalb möchte ich Ihnen nur mit auf den Weg geben, dass, entgegen vieler „Ernährungsexperten" Soja eben kein natürliches Lebensmittel ist, kein komplettes Protein und sowohl krebsauslösende- wie auch krebserregende Stoffe enthalten kann!

Auch im Zusammenhang mit der Biologischen Wertigkeit wird hier gerne mal von den Soja-Konzernen getrickst! Sie veröffentlichen eigene, in Auftrag gegebene Studien (über deren Aussagekraft Sie sich ja mittlerweile ein objektives Urteil bilden können, indem Sie alles hinterfragen), in denen Sie die hohe Biologische Wertigkeit von Soja propagieren. Da Sie aber hier nicht den Referenzwert von 100 (für Hühner Vollei) verwenden, sondern einfach eigene, fiktive Werte zur Bemessung heranziehen, werten Sie Sojaprotein kräftig auf!

Bitte beachten Sie, dass es sich hierbei um meine persönliche Meinung handelt und ich mit Ihnen in diesem Buch mein, über die Jahre erworbenes Fachwissen teilen möchte. Ich erhebe nicht den Anspruch, dass dieses Wissen der Weisheit letzter Schluss ist. Also bilden Sie sich auch hier bitte wieder Ihr eigenes Urteil und handeln Sie eigenverantwortlich, nach eigenem bestem Wissen und Gewissen!

5.6 Kohlenhydrate

Falls Sie keine Ahnung von der Materie haben und damit Sie es so schnell wie möglich verstehen und sich so gut wie möglich vorstellen können, möchte Ich Ihnen, auch hier wieder an einem ganz simplen, lustigen und gut zu merkenden Beispiel schnell und einfach den Aufbau von Kohlenhydraten und deren Funktion für die Ernährung Ihrer Kinder erklären:

Sie kennen sicher alle diese Zuckerketten vom Jahrmarkt oder dem Volksfest, nicht wahr? Falls nicht, hierbei handelt es sich um kleine bunte Zuckerperlen oder -ringe, die durch eine Gummischnur miteinander verbunden, eine Kette ergeben. Für Erwachsenen gibt es aus solchen Zuckerperlen mittlerweile auch essbare Unterwäsche bzw. Bikinis etc. Es ist also für jede Altersgruppe etwas zu haben.

Nun sind Kohlenhydrate zwar nicht bunt, aber sie haben alle eines gemeinsam. Sie bestehen immer aus Zucker! Wie Sie gleich erfahren werden, zwar aus verschiedenen Arten, aber letztlich bleibt es immer Zucker! Jede Form der Kohlenhydrate ist, bildlich gesehen, also eine unterschiedlich lange „Zuckerkette",wie die vom Jahrmarkt. So gibt es Ketten, mit nur einem einzigen

„Zuckerkettenglied" und manche mit über 30 Zuckerkettengliedern.

Den Anfang machen die sogenannten „Einfachzucker", auch Monosaccharide genannt. Diese bestehen aus einem einzigen Zuckerkettenglied. Würden also keine komplette Kette darstellen, sondern wohl eher einen „Zucker-Ohrring", wenn wir beim lustigen Beispiel vom Jahrmarkt bleiben.

Wenn Sie Ihre Zucker-Ohrringe gerne als Paar tragen, dann müssen Sie zu den sogenannten „Zweifachzuckern", auch Disaccharide genannt, greifen.

Möchten Sie noch mehr? Dann sind die „Mehrfachzucker" (Oligosaccharide) für Sie die richtige Wahl. Diese besitzen dann zwischen drei und maximal 30 Zuckermolekülen.

Wer dann immer noch nicht genug Zucker hat, der greift zu den „Vielfachzuckern" (Polysaccharide).

Daraus ließe sich dann wirklich eine ganz lange Zuckerkette basteln, denn diese enthalten über 30 Zuckermoleküle!

Wenn Sie kein Jahrmarktfreund sind aber trotzdem die unterschiedlichen Arten von Kohlenhydraten etwas anfangen wollen, gebe ich Ihnen nun ein paar Beispiele für typische Lebensmittel und aus welchem Zucker sich diese zusammensetzen.

Einfachzucker (Monosaccharide)

- Glukose oder Dextrose (Naschereien/Süßigkeiten)
- Fruktose (Obst, Fruchtsäfte)
- Galaktose (Milch, Milchprodukte)

Zweifachzucker (Disaccharide)

- Saccharose (raffinierter Haushaltszucker, Marmeladen, Süßes vom Bäcker etc.)
- Maltose (Meist in Malzbier)
- Laktose (Milchprodukte)

Mehrfachzucker (Oligosaccharide)

- Maltodextrin (Quasi alles, was künstlich verarbeitet wird)

Vielfachzucker (Polyaccharide)/ „komplexe" Kohlenhydrate
- Stärke (Getreidesorten, Kartoffeln, Reis)
- Glykogen (Obst und Gemüse)
- Zellulose (Ballaststoffe/Faserstoffe)

Bitte denken Sie daran, dass diese kleine Auflistung keinen Anspruch auf Vollständigkeit erhebt, sondern nur als Beispiel dient! Sie hilft Ihnen dabei, die unterschiedlichen Zucker- bzw. Kohlenhydratarten zu unterscheiden, damit Sie die Zutatenliste von Lebensmitteln künftig besser verstehen können und dient als Entscheidungsgrundlage, was Sie Ihren Kindern zu essen geben.

Jede dieser Zuckerformen bestimmt also den Aufbau von Kohlenhydraten. Je nachdem, wie viele Zuckermoleküle ein Kohlenhydrat enthält, desto unterschiedlich reagiert ein Körper darauf.

Das ist jetzt wirklich wichtig, damit Sie verstehen, was passiert, wenn Sie Ihren Kindern zu viel Süßigkeiten geben und warum Sie bei der Wahl der Kohlenhydrate aufpassen müssen! Zu viel Süßigkeiten machen dick. Pizza und Pasta auch. Aber warum ist das so? Ein einfacher Erklärungsversuch:

In jedem Körper, ob groß oder klein, jung oder alt, gibt es drei verschiedene „Orte", an denen Kohlenhydrate gespeichert werden können. Absteigend nach deren Speicherfähigkeit, sind das die Muskeln, die Leber und das Blut. Der Körper speichert die, mit der Nahrung aufgenommenen Kohlenhydrate (egal in welcher Zuckerform), an diesen Orten in Form von Glykogen!

Die Speicherorte nennen sich demzufolge Glykogenspeicher. Wie bereits im Abschnitt Flüssigkeit angesprochen, ist diese Speicherkapazität in den Muskeln und der Leber natürlich begrenzt.

Was passiert also mit den zu viel gegessenen Kohlenhydraten? Wenn die Speicher in den Muskeln und der Leber schon voll sind? Irgendwo muss es schließlich hin. Der Körper speichert die zu viel gegessenen Kohlenhydrate, indem er das überschüssige Glykogen in Fett umwandelt und anschließend in den Fettzellendepots einlagert! Sie sehen also, zu viele Kohlenhydrate machen ganz einfach fett, nichts weiter! Aber warum ist dem so?

Wann und wie viele Kohlenhydrate sollte Ihr Kind also essen, fragen sie sich?

Tja, das kommt immer darauf an! Hier spielen bekanntlich viele Faktoren eine Rolle. Besteht bereits ein Übergewicht oder gar Adipositas? Wie viel isst Ihr Kind? Wie hoch ist die Energiedichte der gegessenen Lebensmittel? Wie viel Süßigkeiten nascht es? Wie ist sein Essverhalten? Wie viel und welches Fett konsumiert es? Wie viel Sport macht es? Welcher sozialen Schicht gehört es an? Wie sehen die Eltern aus? Hier betone ich wirklich das Aussehen und auch das Essverhalten der Eltern! Nicht, dass hier wieder die Ausrede kommt, die Gene wären Schuld am Übergewicht!

Grundsätzlich halte ich es für sinnvoll, den Kohlenhydratkonsum stets um (sportliche) Aktivitäten „herumzubauen"! Das bedeutet, an Tagen an denen die Kinder weniger (sportlich) aktiv sind, benötigen sie auch weniger Kohlenhydrate! Vor allem in Form von Süßigkeiten! Denn diese liefern ja relativ schnell Energie und, wie Sie ja jetzt wissen, sollte diese auch benötigt bzw. verbrannt werden. Sonst werden Ihre Kinder nur dick(er)!

An Tagen mit sportlicher Belastung können Sie sich an folgender Tabelle orientieren:

Kohlenhydrat Konsum, bei sportlicher Belastung		
Wann?	**Wie viel?**	**Warum?**
Vor dem Sport	Ca. 0,4 g pro Kilogramm an Körpergewicht	Ohne Mampf kein Dampf! Das gilt auch beim Sport!
Beim Sport (nur für normalgewichtige Kinder und erst ab einer Dauer > einer Stunde!!)	Ca. 15-25g pro Stunde	Liefert noch mal schnell ein wenig extra Energie
Nach dem Sport (auch hier gilt, keine Kohlenhydrate, für Moppelchen! (Kohlenhydrate muss man sich verdienen!)	0,5-1g pro Kilogramm an Körpergewicht	Füllt die Reserven (Glykogenspeicher) schnell wieder auf!

Tabelle 3: Konsum und Ziele des richtigen Kohlenhydrat Konsums von Kindern, bei sportlicher Belastung, eigene Darstellung.

5.6.1 Insulin. Was bewirken welche Kohlenhydrate, im Kinderkörper

Sie kennen nun also die Zusammensetzung von Kohlenhydraten, wissen wie viel Energie sie liefern und haben bereits gelesen, dass diese an unterschiedlichen Orten im Körper gespeichert werden. Um nun das Wissen um Kohlenhydrate noch abzurunden, werde ich Ihnen jetzt noch etwas zum Thema Insulin und dem Blutzuckerspiegel (BZS) erzählen.

Wenn ich hier von Kohlenhydraten spreche, habe ich bisher die Themen Insulin und BZS außer Acht gelassen, weil es die komplexesten sind, die Kohlenhydrate so zu bieten haben! Deshalb habe ich mir das Beste für den Schluss aufgehoben. Wenn Sie also bis hier hin vorgedrungen sind und wirklich alles verstanden haben, nehmen wir jetzt noch Insulin und den BZS in Angriff. Wenn nicht, dann lesen Sie bitte noch einmal alles zum Thema Kohlenhydrate!

Ich habe bereits erklärt, dass sich im Blut auch Zucker befindet. Nämlich, wie der Name schon sagt, der Blutzucker. Die Menge, des im Blut zirkulierenden Zuckers, wird in Milligramm (mg) pro Deziliter (dl) angegeben. Sagt Ihnen also, wie viele Milligramm an Zucker sich auf 10 Liter Blut befinden. Bei gesunden Kinder meist zwischen 70 und 120 mg/dl.

Hauptsächlich wird der BZS durch zwei Faktoren beeinflusst. Zum einen von der Nahrung, die Sie in sich hineinstopfen und zum anderen davon, wie viel Energie Sie verbrauchen!

Wir sehen uns also wieder ein einfaches Beispiel an:

Sie stehen mit Ihren dicken Kindern an der Supermarktkasse, bei der „Quengelware". Da Ihre Kinder Sie, wie eine tibetanische Gebetsmühle so lange bearbeitet haben, dass Sie doch noch weich werden, kaufen Sie ihnen natürlich ein Eis. Was passiert nun? Außer, dass die Kleinen für fünf Minuten mal still sind? Folgendes:

5.6.2 Das Blutzucker Gedicht

Der Mund geht auf, das Eis geht rein, ach wie kann das herrlich sein!

Die Kinder sind zwar dick und fett, doch der Character, der wirkt nett!

Was zählt sind nur die inneren Werte, sich aber so auch der Blutzucker vermehrte!

Schön in dem Magen, da liegt das Eis, an Kalorien ist's wahrlich der letzte Scheiß.

Verdaut das Eis wird nun vom Sohn, da aktiviert's auch schon das Insulinhormon.

Aus der Bauchspeicheldrüse schießt es ins Blut, das tut auch der Tochter gut.

Kohlenhydrate rein, Blutzucker rauf, was hilft, wär jetzt ein Dauerlauf.

Doch Sport ist heutzutage keine Option, deshalb steigt Sie an, die Blut-Glukosekonzentration.

Im Muskelglykogen, da ist alles voll, in der Leber ist auch schon mehr drin, als es soll.

Der Gierschlund kennt kein Ende, Ihre Kinder haben schon Elefantenhände?

Dank zu viel Kohlenhydraten sind Ihre Kinder wahrlich keine Spaten.

Ertönt beim Schlecken fein „schmatz, schmatz", heißt's in den Fettzellen, da ist mächtig Platz!

Ist die Diabetes nicht mehr fern, wär's an der Zeit, den Zuckerkonsum zu sperren!

Einfachzucker sind wahrlich kein Hit, denken Sie also bei der Ernährung Ihrer Kinder mit!

Sie sehen also, dass es durchaus eine Rolle spielt, welche Kinder welche Kohlenhydrate essen und was dabei im Körper passiert. Falls Sie kein Freund der Dichtkunst sind, hier noch einmal eine sachlichere Erläuterung.

Was den Blutzucker beeinflusst, ist in erster Linie einmal das, was oben hineinkommt. Die Art der Kohlenhydrate. Denken Sie an unser Beispiel mit den Zuckerketten! Bildlich gesehen, hängt die Beeinflussung des BZS also von der Länge der „Zuckerkügelchen" ab! Je weniger Zuckerperlen an der Kette hängen, desto schneller können sie vom Körper aufgenommen werden. Sie landen also quasi sofort im Blutkreislauf!

Dort befindet sich aber „von Haus aus" schon eine gewisse Menge an (Blut)Zucker (Glukose).

Etwa 1g pro Liter Blut. Bei Kindern also insgesamt ca. 5g an Glukose (da sie um die fünf Liter Blut haben). Werden nun Kohlenhydrate (Zucker) zugeführt, beginnt das Spiel der hormonellen Regulation. Abhängig von der Art der Kohlenhydrate (Länge der „Zuckerketten"), die gegessen werden, läuft der folgende Prozess unterschiedlich schnell ab:

Der BZS steigt an, es erhöht sich also die Glukosekonzentration im Blut. Da der BZS sich aber innerhalb seiner Grenzen bewegen muss, schüttet der Körper nun Insulin aus der Bauchspeicheldrüse (um genau zu sein aus den Langerhansschen Inselzellen) aus, um den BZS wieder auf sein Normalniveau zu senken. So bewerkstelligt Insulin also die Aufnahme der zugeführten Kohlenhydrate aus dem Blut in die Muskelzellen. Wie wir schon wissen, in Form von Glykogen. Ebenfalls gelernt haben Sie, wo hier das Problem liegt. Denn sind die Muskel- und Leberglykogenspeicher bereits voll - und in de Regel sind sie das, wenn nicht vorher ordentlich Sport getrieben wurde – dann bleibt dem Körper nichts anderes übrig, als die überschüssigen Nahrungskohlenhydrate im Fettgewebe zu „verstauen"!

Wie anfangs bereits erwähnt, spielt hier aber auch die Geschwindigkeit, mit der der BZS ansteigt, eine entscheidende Rolle! Einfache Kohlenhydrate wie bspw. Glucose oder Dextrose (vgl. Arten von Zuckern) verursachen einen sehr schnellen BZS-Anstieg! Dadurch wird auf einmal sehr viel Insulin ausgeschüttet!

Auf solch eine „Insulinspitze", folgt aber unweigerlich auch wieder ein rascher Abfall, meist unter den Normalwert des BZS!

Dies verursacht dann die allseits bekannten „Fressattacken". Ein Auf- und Ab des BZS ist also tunlichst zu vermeiden! Gerade bei übergewichtigen Kindern! Spätestens jetzt verstehen Sie also auch, warum sich Cola, Limo und Co. ganz und gar nicht als Getränke eignen, erst recht nicht nach dem Sport! Aber auch auf künstlich verarbeitete Speisen (bspw. mit viel Weißmehl) und vielen Zusatzstoffen sollte, zugunsten eines stabilen BZS, weitestgehend verzichtet werden!

Im Zuge dessen gilt es auch mindestens ein Auge darauf zu haben, wie viel Kinder essen! Das heißt im Klartext zu wissen, wie viel sie in sich hineinstopfen, auch wenn Sie nicht dabei sind!

Wer gibt ihnen was zu essen? Kaufen sie sich selber etwas oder essen sie nur zu Hause, wenn Sie ihnen Essen zubereiten? Werden sie von den Großeltern gefüttert ? All dies sollten Sie wissen! Gerade, wenn Ihre Kinder anfangen, immer mopsiger zu werden! Vielleicht liegt es auch an Ihrem eigenen Essverhalten? Fassen Sie sich selbst an Ihre eigene Nase. Besitzen Sie so viel Objektivität zu ermitteln, ob, und wenn ja, was Sie bei sich ändern können. Dann werden es Ihnen Ihre Kinder automatisch gleich tun!

Denn auch die Mahlzeitenfrequenz kann den BZS entscheidend mit beeinflussen! Denn wer früh nichts oder das Falsche isst und dann den ganzen Tag auch nichts, dessen BZS wird dann so „im

Keller" sein, dass eine Fressorgie folgen wird, in der man dann alles wahllos in sich hinein schlingt, was einem vor den Schlund kommt!

Über die Anzahl an Mahlzeiten lässt sich natürlich streiten. Ob nun lieber drei große oder lieber mehrere kleine. Für beide Methoden gibt es glühende Verfechter mit guten Argumenten.

Meiner Meinung nach, macht die Mischung aus beiden Varianten das Rennen! Drei Hauptmahlzeiten mit zwei bis drei (richtigen) Zwischenmahlzeiten (je nach Menge und Zusammensetzung der Hauptmahlzeiten). Richtig, aus dem Grund, da die Zwischenmahlzeiten, genau wie bspw. das Pausenbrot, natürlich möglichst Insulinspitzen vermeiden sollten! Achten Sie also auch darauf, was Sie Ihren Kindern für „morgens um halb 10" mitgeben, und fragen Sie sich, ob es wirklich so gut ist, wie in der Werbung angepriesen!

Endscheidend für die Regulation des BZS über den gesamten Tag hinweg ist dabei die Wahl des Frühstückes! Dieses entscheidet, meiner Meinung nach, über den Verlauf des restlichen Tages! Deshalb werde ich mit Ihnen im Anschluss des Kapitels „Fette" meinen Vorschlag für ein Frühstück mitteilen, welches Ihren Kindern ausreichend Energie für einen Tag voller Schule und Aktivität bietet und gleichzeitig für eine Fettverbrennung sorgen wird!

Zum Thema Kohlenhydrate betrachten wir aber abschließend noch die Themen „Glykämischer Index" (GI) und „Glykämische Last" (GL)! Damit Sie Ihr Wissen rund um das Thema Zucker abrunden können und verstehen, dass die Geschwindigkeit der Insulinausschüttung nicht NUR von der „Zuckerketten"-Länge abhängt! Darüber hinaus werden Sie dann bspw. auch in der Lage sein zu verstehen, warum sich manche Zuckerarten nach dem Sport besser eignen als andere!

5.6.3 Glykämischer Index

Der GI gibt an, wie schnell der BZS durch welche Art von Kohlenhydraten ansteigt. Er ist aber nur ein Referenzwert! Das bedeutet, dass als Vergleichswert immer mit dem Einfachzucker (Monosaccharid/Glucose) Traubenzucker gerechnet wird! Dieser bekommt dann den fiktiven Wert von 100 (ähnlich wie bei der Bestimmung, der biologischen Wertigkeit, sie erinnern sich!).

Bei den Amerikaner ist meistens alles ein wenig anders. So auch beim GI. Denn dort nimmt man Weißbrot als Vergleichswert und nicht, wie hierzulande, Glucose. Diese hätte, im direkten Vergleich zu Weißbrot, dann nämlich einen Wert von 136! Vorsicht also, welche Tabellen Sie hier verwenden.

Berechnet wird der GI dann mittels Integral, was ich Ihnen hier ersparen möchte. Viel einfacher lässt es sich ohnehin wieder an einem praktischen Beispiel erklären.

117

Stellen Sie sich vor, sie feiern Kindergeburtstag. Da Sie für Dekoration und Geschenke schon zu viel Geld ausgegeben haben, haben Sie nur noch so viel übrig, um Nudeln zu kaufen. Leider haben Sie nichts als Beilage. Auch zu Hause, sind Ihre Lebensmittelvorräte erschöpft. Es bleibt Ihnen also nichts weiter übrig als allen 15 Kindern einen Topf mit Spaghetti zu kochen. Doch Sie finden noch ein Päckchen Zucker zu Hause und werden plötzlich erfinderisch. Sie servieren die Nudeln und später den Zucker als Süßigkeit. Dabei erfinden Sie gleich noch ein schönes Geburtstagsspiel und lassen die Kinder Wissenschaftler spielen. Jedes Kind bekommt dann 200g (gekochte) Nudeln auf den Teller serviert, was ca. 50g an Kohlenhydraten entspricht.

Nachdem alles aufgegessen wurde, messen Sie in den folgenden zwei Stunden, den Verlauf des BZS bei allen Kindern, um einen halbwegs aussagekräftigen Durchschnittswert zu erhalten!

Anschließend bekommt jedes der Kinder ca. 50g Zucker als „Nachtisch" und Sie wiederholen den Vorgang.

Weil alle der Kinder, die Sie eingeladen natürlich mathematisch hochbegabt sind, fällt es diesen leicht, die ermittelten Ergebnisse auch grafisch darzustellen. So erhalten Sie jeweils ein Diagramm, auf dem Ihnen eine Kurve den BZS-Verlauf für die gegessenen Nudeln und den Zucker darstellt wird. Die Kinder erklären Ihnen, dass Sie die Flächen miteinander vergleichen, um den Blutzuckerverlauf der Nudeln bestimmten zu können.

Der kleine Max erklärt Ihnen dann noch schnell, dass Sie den GI der Nudeln ermitteln können, indem Sie die Fläche unter der Blutzuckerkurve der Nudeln durch die des Zuckers teilen und mit 100 multiplizieren.

Die kleine Anette erklärt Ihnen abschließend noch, dass je niedriger Der GI ist, desto niedriger auch die Insulinausschüttung ausfällt!

Sie haben nun gelernt, was der GI ist und die Kinder haben Ihnen erklärt, wie man diesen berechnet!

Was Sie als Eltern aber auch wissen ist, dass Spaghetti alleine mit Zucker kein tolles Geburtstagsessen darstellen! Denn normalerweise servieren Sie eben keine „nackten" Spaghetti, um jedem Kind genau 50g Kohlenhydrate zu servieren, sondern noch Tomatensoße und Fleisch, Parmesan und alle möglichen anderen Zutaten dazu. Aufgrund dessen ist der GI in der Praxis für Sie also nicht ganz optimal! Dafür gibt es die Glykämische Last (GL).

5. 6. 4 Glykämische Last

Auch in diesem Kontext tragen Sie eine Last und zwar die Glykämische! Denn es dreht sich immer noch alles um das Thema Insulinausschüttung und BZS. Sie wissen bereits, dass beides mit der Art (Kettenlänge!) und der Menge (GI) an verputzen Kohlenhydraten zu tun hat. Ferner haben Sie durch das

„Kindergeburtstags-Experiment" gelernt, dass auch der GI eine Schwachstelle hat.

Denn er berücksichtigt nicht die Mengen an gegessenen Lebensmitteln!

Denn, wie unser Experiment oben zeigt, wird immer nur auf die im jeweilig zu messenden 50g an Kohlenhydraten gemessen! So ergibt sich aber ein enormer praktischer Unterschied, ob ein Kind 200g Spaghetti oder 50g Traubenzucker ist. Der kleine aber mehr als feine Unterschied liegt in der Menge, die gegessen wird! Sprich das Volumen! Mit 50g Zucker nimmt das Kind zwar genau so viele Kohlenhydrate auf wie durch die Nudeln, hat aber ein wesentlich geringeres Volumen gegessen!

Betrachten wir auch hier wieder ein extra Beispiel:

Aus dem Desaster des letzten Kindergeburtstages haben Sie leider mal wieder nichts dazu gelernt! Wieder ging das ganze Budget für Geschenke und Dekoration flöten. Doch zum Glück finden Sie noch einen Sack Kartoffeln und einig Karotten im Keller. Daraus müsste sich doch etwas basteln lassen, oder? Sie haben wieder die 15 hochbegabten Kinder von letztem Jahr eingeladen und zu Ihrem Glück und trotz des bescheidenen Essens, sind diese wieder vollzählig erschienen. Also kriegen Sie auch dieses Mal wieder etwas gelernt!

Die Karotten reichen gerade so, dass jedes Kind genau 100g erhält. Im Kartoffelsack zählen Sie noch gerade so viele Erdäpfel, so dass jedes Kind etwa 250g Kartoffeln bekommt. Immerhin funktioniert Ihr Küchenherd und Sie backen die Kartoffeln! Da Sie auch ein Opfer multimedialer Technikspielzeuge sind, haben Sie stets Ihr Smartphone bereit und schnellen Zugriff zum Internet. Aus einer Tabelle (mit Glukose als Referenzwert) erfahren Sie, dass die Karotten einen GI von 71 haben und die Kartoffeln einen Wert von 85. Beides also relativ hoch!

Der schlaue Hartmut erklärt Ihnen aber, dass dies nicht wirklich aussagekräftig ist! Denn die Portion Möhren von 100g enthalten nur etwa 5g Kohlenhydrate! Die Portion Kartoffeln von 250g nur etwa 50g Kohlenhydrate. Trotzdem besitzen beide einen hohen GI! Wie kann das sein, fragen Sie in die Kinderrunde?

Darauf hin meldet sich die neunmalkluge Dagmar. Mit Ihrem Zahnlückengrinsen erklärt Sie Ihnen, dass hier die Menge den Unterschied macht! Denn die Karotten besitzen, genau wie die Kartoffeln einen hohen GI, weil hier ja wieder auf 50g Kohlenhydrate gerechnet wurde! Da Dagmar in der Schule gut aufgepasst hat, weiß sei noch, dass fünf mal zehn 50 ergibt! Um 50g Kohlenhydrate in Form von Karotten aufzunehmen, müsste jedes Kind also ein halbes Kilogramm essen und so viele Möhren haben Sie gar nicht. Geschweige denn, dass ein Kind sich ein Pfund Möhren reinwürgen könnte!

Langsam dämmert Ihnen also, wo der GI seinen „Haken" hat! Der freche Fips erklärt Ihnen dann, wie man die GL, für eine bessere Beurteilung, berechnet. Er rechnet Ihnen vor, dass Sie den GI (bspw. der Karotten) mit der entsprechenden, in den Lebensmitteln enthaltenen Kohlenhydraten (hier 5g), multiplizieren und dieses Produkt anschließend durch 100 dividieren müssen!

So ergibt sich für die Karotten aus unserem Beispiel eine GL von nur noch 3,55! Denn Sie rechnen mit dem GI von 71, multiplizieren Ihn mit 5 (da 100g Karotten in etwa 5g Kohlenhydrate enthalten) und teilen das Ergebnis durch 100!

Die GL der servierten Backkartoffeln kriegen Sie dann auch alleine hin. Wahrscheinlich nicht im Kopf, deswegen greifen Sie zum Taschenrechner, natürlich auf Ihrem Smartphone! Es lebe die Technik! Sofern Sie es schaffen, sich nicht fünf mal zu vertippen, erhalten Sie für die Kartoffeln ein Ergebnis von 42,2. Denn Sie rechnen mit 85 (GI von Kartoffeln), multiplizieren mit 50 (250g Kartoffeln enthalten ca. 50g Kohlenhydrate) und teilen durch 100!

Sie haben nun , hoffentlich für immer gleich drei wichtige Dinge gelernt:

1. Sie achten nicht nur bei einem Kindergeburtstag auf ein „ordentliches" Essen!

2. Den Glykämische Index isoliert zu betrachten, hilft Ihnen nicht immer!

3. Die Glykämische Last gibt eine praxisorientiertere Übersicht bezüglich der Menge an Kohlenhydraten die in einer gegessenen Portion stecken!

5.6.5 Bleiben aber noch die Ballaststoffe

Ups, da hätte ich doch fast noch die Ballaststoffe vergessen. Die „Außenseiter" der Kohlenhydrate. Jeder hat schon mal davon gehört und man weiß, dass sie auch irgendwie wichtig sind. Aber weshalb? Ballaststoffe müssen ja auch Kohlenhydrate sein, sonst würden sie nicht in diesem Kapitel stehen! Gut, Sie fangen also an die Zusammenhänge zu verstehen! Aber wussten Sie auch, dass Ballaststoffe nicht verwertet werden können? Des Weiteren liefern Sie auch keinerlei Energie (also keine Kalorien) wie die übrigen Arten an Kohlenhydraten, die Sie bislang kennen gelernt haben. Wenn Sie dorthin zurückblättern, dann finden Sie die Ballast- oder Faserstoffe, ganz unten in der Liste, bei den Polysacchariden! Wo sie eigentlich nur bedingt hingehören, da sie sich von diesen grundlegend unterscheiden! Der Einfachheit halber und weil Sie aus chemischer Sicht aber dazu zählen, habe ich sie dort mit aufgeführt.

Ballastst- bzw. Faserstoffe stecken nur in Pflanzen und niemals in Tieren. Sonst würden Sie wahrscheinlich Tierstoffe heißen! Bei Ballaststoffen ist dabei alles Gold, oder besser Grün, was glänzt! Denn ob wasserlöslich oder nicht, beide Arten der Faserstoffe tragen durch eine Vielzahl von positiven Eigenschaften zu einer gesunden Ernährung für Kinder bei. Hierzu zählen insbesondere ein schnelleres „satt werden", dadurch, dass die Fasern lange und langsam verdaut werden und die Eigenschaft besitzen, in Verbindung mit Flüssigkeit aufzuquellen!

Des Weiteren fördern sie die Kultivierung von gesundheitsfördernden Darmbakterien und sind besonders dienlich, bei der Stabilisierung des Blutzuckerspiegels! So eignen sich allen voran natürlich Obst und Gemüse als optimale Faserstofflieferanten. Doch auch Nüsse, Getreide oder Hülsenfrüchte sind gute Ballaststoffquellen!

Man unterscheidet zwei Arten von Faserstoffen mit verschiedenen Eigenschaften! Da wären zum einen lösliche und zum anderen nicht lösliche Ballaststoffe! Doch das gemeinsame Motto könnte lauten:

Wenn es „schleimig" zugeht, etwa wenn Sie Haferflocken mit Wasser oder Milch mischen, dann handelt es sich bspw. um Betaglucan, einen wasserlöslichen Faserstoff, der im Hafer steckt. Weitere wasserlösliche Faserstoffe sind u.a. Bohnen, Kartoffeln oder auch Erdbeeren.

Im Körper werden diese langsam verdaulichen, wasserlöslichen Ballaststoffe dann von Darmbakterien zersetzt, wodurch es einfach „besser flutscht".

Die Faserstoffe, welche sich nicht im Wasser lösen, besitzen besonders starke Quellfähigkeiten. Das sorgt zum einen im Magen für eine schnelleres Sättigungsgefühl und zum anderen für eine längeres „Umherwandern" im Darmwirrwarr. Somit wird die Verdauung verbessert und alles was keine „Miete" zahlt, ist schnell wieder draussen!

Zur Gruppe von wasserunlöslichen Faserstoffen gehören viele Vollkornprodukte und bspw. auch verschiedene Kohlsorten.

5.6.6 Wie viele Ballaststoffe sollten Kinder täglich konsumieren

Um eine Unterversorgung mit den nützlichen Ballaststoffen zu vermeiden, aber auch um einer Verstopfung zu entgehen, empfehle ich Ihnen, Ihren Kindern täglich zwischen ca. 15-25 g an Ballaststoffen mit der Nahrung zu mampfen zu geben! Doch auch hier gilt, von Ballaststoffen alleine werden Ihre Kinder nicht rank und schlank oder gesund! Verlassen Sie sich bitte nie auf ein „Allheilmittel". Seien Sie nicht abhängig von einer einzigen Sache, auf die Sie blind vertrauen! Es ist immer die Mischung, die „es macht"!

Gesunde Ernährung, ausreichend körperliche Bewegung und auch mentales Training, müssen schon „drin" sein! Regelmäßig und nicht nur ab und zu!

Das müssen Ihre Kinder Ihnen einfach wert sein!

5.7 Fette (Lipide)

Fett macht Kinder fett! Oder doch etwa nicht?! Das kommt, wie auch bei Proteinen und Kohlenhydraten, immer ganz auf den Gesamtzusammenhang an! Wie sieht die restliche Nahrungszusammensetzung aus, wie viel Sport wird getrieben, sind die Kinder bereits übergewichtig, oder gar adipös und und und. Betrachten wir also die wichtigsten Fettfakten genauer!

Wie Sie bereits gelernt haben, besitzen Fette die größte Kaloriendichte, nämlich 9,3 kcal pro Gramm.

Ein Gramm an Körperfett liefert hingegen aber nur sieben kcal, da es nicht komplett aus Fettgewebe besteht, sondern auch Körperwasser enthält! Man erkennt also, dass Fette die Hauptrolle spielen, wenn es um die Energieversorgung des Körpers geht! Seien Sie also dankbar für Fett! Dankbar für Fett?! Ganz genau! Denn Fette sorgen für den Transport, bspw. der Vitamine D,A,K, und E. Dafür sagen Sie DA[N]KE und können sich somit gleich die fettlöslichen Vitamine merken!

Fett an sich ist also nichts Böses für Ihre Kinder, sondern, wie etwa im Falle der mehrfach ungesättigten Fettsäuren, sogar essenziell!

Das war gleich wieder ein Haufen an Infos auf einmal. Deshalb gebe ich Ihnen nun einen Schritt-für Schritt Überblick aller Fette, die für Sie praxisrelevant sind. Anschließend selbstverständlich wieder mit meiner persönlichen Handlungsempfehlung für eine gesunde Kinderernährung!

Fett oder Lipide ist dabei nur ein Oberbegriff. Unterteilt werden Fette dann in sogenannte Naturalfette (Triglyzeride) und Substanzen, die ähnliche Strukturen wie die von Fetten aufweisen (Lipoide). Da letztere in unserem Falle nicht von großer Relevanz sind, werde ich auch darauf verzichten, diese näher zu erläutern. Da ich Sie, liebe Leser, auch nicht großartig mit chemischen Formeln und Darstellungen foltern möchte, versuche ich es Ihnen so einfach wie möglich verständlich zu machen.

5.7.1 Sind Sie schon satt?

Im Kontext von Fett, sollten Sie sich immer fragen, ob Sie „satt" sind. Oder besser gesagt, ob die Fette, die Sie verwenden „gesättigt" sind! Auch ohne chemisches Hintergrundwissen sollten Sie sich erst einmal merken, dass gesättigte Fette bei Raumtemperatur erstarren und schnell ranzig werden! Auch verdauen lassen sie sich sehr schlecht! Darüber hinaus gibt es natürlich auch „ungesättigte" und sogar „mehrfach ungesättigte" Fettsäuren, je nachdem wie diese chemisch aufgebaut sind! Wir bleiben erst ein mal bei den gesättigten Fetten!

Die meisten gesättigten Fette befinden sich in Produkten tierischer Herkunft. Also Fleisch und Wurstwaren, aber auch in Butter und im Käse! Da auf der Wurst, die man an der Fleischtheke beim Metzger um die Ecke kauft, aber nicht draufsteht, was drin ist, sollten Sie schon wissen, was Sie da kaufen!

Denn gesättigte Fette haben es quasi „satt", sich zu bewegen! So können Sie sich bildlich ganz einfach vorstellen, was das bedeutet. Denn so kann, besonders ein Kinderkörper, diese Fette nur schwer verstoffwechseln. Also verstaut er diese lieber in den Fettdepots, wo übrigens fast unbegrenzt Platz ist!

Darüber hinaus können zu viel gesättigte Fette auch dafür sorgen, dass der Cholesterinspiegel negativ beeinflusst wird, indem das „schlechte" Cholesterin (LDL-Wert) steigt. Hierdurch können dann auch bei Kindern, trotz Ihrer noch flexiblen Gefäße, Ablagerungen entstehen, die die Blutversorgung zu den Organen und Muskeln blockieren, oder im schlimmsten Fall einen Herz- oder Schlaganfall auslösen können! Ich sage bewusst können, denn auch hier gilt wieder: Gift ist nur eine Frage der Dosierung! Auch sollten Sie sich bei solchen Aussagen immer wieder fragen, woher dieses „Wissen" denn stammt!

So hielt und hält sich seit gefühlten Lichtjahren z.B. das Märchen von den „Cholesterin- steigernden Eiern". Diese Aussage wurde aber von der Getreideindustrie in die Welt gesetzt, um den Umsatz von Getreideprodukten zu steigern!

Gesättigte Fette sind also nicht wirklich schlecht, aber in gewisser Weise schlechter als ungesättigte oder mehrfach ungesättigte Fette! Merken Sie sich in diesem Zusammenhang einfach, dass diese Fette das „schlechte" Cholesterin ansteigen lassen können. Dieses nennt sich LDL, für englich Low Density Lipoprotein! Hierfür gibt es einen ganz einfachen Merkspruch, und zwar:

LDL = „Lass Das Lieber"

Aber auch gesättigten Fette haben ihre Vorzüge. Besonders die sogenannten MCT, von Englisch „medium chain triglycerides" Fette. Zu deutsch, „mittelkettige" Fette, wie bspw. inm Kokosfett enthalten. Diese besitzen gleiche eine ganze Reihe an positiven Eigenschaften. So senken diese kaum das LDL, im Gegensatz zu den übrigen, „langkettigen" (LCT), gesättigten Lipiden.

Des Weiteren sind sie auch wesentlich „aktiver" im Körper und können zu 100% vom Körper verstoffwechselt werden! Landen also nicht in den Fettdepots und machen fette Kinder nicht noch fetter! Denn bei MCT ist der sogenannte „Thermogene Effekt" besser als bei seinen langkettigen „Geschwistern"! Das bedeutet, dass bei der Verstoffwechselung neun Prozent der Energie als Wärme freigesetzt werden. Bei den üblichen gesättigten Fetten sind es hingegen nur drei Prozent! Besonders interessant ist auch die Tatsache, dass MCT nur ca. acht Kalorien pro Gramm besitzen! Im direkten Vergleich also knapp 10% weniger Kalorien liefern!

Eine Wunderwaffe sind aber auch MCT nicht! Denn zu viel MCT Fett macht ebenfalls fett!

5.7.2 Einfach oder mehrfach, das ist hier die Frage!

Ungesättigte Fette gibt es auch. Man unterteilt diese in einfach- und mehrfach ungesättigte Fettsäuren.

Diese können vom Körper wesentlich besser verwertet werden, da sie nicht nur auf der faulen Haut liegen, sondern dem Körper für die unterschiedlichsten Aufgaben besser bereit stehen.

So kommen nämlich auch die Verdauungsenzyme besser mit dieser Art von Fettsäuren klar und spalten sie folglich leichter auf!Merken Sie sich, dass ungesättigte Fette bei Raumtemperatur immer flüssig sind! Die einfach ungesättigten Fettsäuren sind übrigens essenziell! Das bedeutet, der Körper ist sogar selber in der Lage sie herzustellen. Deshalb müssten sie nicht extra mit der Nahrung zugeführt werden! Hier lassen sich also schon einmal Kalorien sparen, für die Kinder, die es nötig haben!

Die nachfolgende Tabelle gibt einen Überblick, welche Fettarten es im Einzelnen zu unterscheiden gibt. Unterteilt werden diese nach Sättigungsgrad in gesättigte, einfach und mehrfach ungesättigte Fettsäuren. Darüber hinaus werden exemplarisch einige Lebensmittel genannt, die besonders reich an entsprechenden Fetten sind. Wobei die Tabelle keinen Anspruch auf Vollständigkeit erhebt, sondern lediglich eine Auswahl an tierischen und pflanzlichen Lebensmittel auflistet. Abschließend wird dargestellt, ob die jeweiligen Fettsäuren vom Körper selbst synthetisiert (hergestellt) werden können oder nur durch die Nahrung aufgenommen werden können (Omega 3 und Omega 6).

Die unterschiedlichen Fettarten heißen	Sie finden sich in	Kann der Körper selber herstellen
Gesättigte Fettsäuren	Fleisch- & Wurstwaren, Butter, Schmalz, Käse oder Kokosfett*	Ja
Einfach ungesättigte Fettsäuren		
Omega 9	Oliven-Raps- & Erdnussöl, Mandeln & Haselnüsse, Avocados	Ja
Mehrfach ungesättigte Fettsäuren		Nein
	Lachs, Hering, Makrele, Leinsamen,	Nein

Omega 3	Walnüsse, Lein- & Rapsöl	
Omega 6	Distel- & Sonnenblumen- und Weizenkeimöl	Nein

Tabelle 4: Einteilung der verschiedenen Fettarten nach Sättigungsgrad.

* Besitzt einen besondern Stellenwert , innerhalb der ungesättigten Fettsäuren (siehe oben)!

Doch mit der Zufuhr von essenziellen Fettsäuren alleine ist es mal wieder nicht getan! So entscheidet auch das Verhältnis von Omega 3 zu Omega 6 Fettsäuren darüber, ob Ihre Kinder gesund, oder fett sind und Mangelerscheinungen aufweisen!

So empfehle ich Ihnen hier ein Gleichgewicht anzustreben. Sprich eine Verhältnis von Omega 3 zu Omega 6 von idealerweise 1:1. Alles was jenseits von 1:5 liegt, sollten Sie möglichst vermeiden!

Dies erreichen Sie ganz einfach, indem Sie beispielsweise den Gebrauch von Distel- oder Sonnenblumenöl etwas herunterschrauben und stattdessen einfach mit ein wenig Leinsamen oder fettem Fisch, wie Lachs, ausgleichen. Ich sage bewusst, Leinsamen und nicht Öl, da Sie dieses besser nicht zum Braten verwenden! Denn mehrfach ungesättigte Fettsäuren sind keine Freunde von hohen Temperaturen, die beim Braten aber zwangsläufig entstehen! Zum Braten eignen sich besonders gut kalt gepresstes, natives Oliven- oder Erdnussöl. Bitte aber auch keine Butter, Butterschmalz oder Margarine zum Brutzeln in die Pfanne geben!

Insbesondere bei der „ach so gesunden" Margarine sollten Sie besondere Vorsicht walten lassen, wenn Ihnen die Gesundheit Ihrer Kinder am Herzen liegt!

Denn viele Margarinehersteller, allen voran die medial am stärksten vertretene Marke, preisen Ihre Waren mit dem Versprechen an, dass diese angeblich den Cholesterinspiegel positiv beeinflussen bzw. das schlechte Cholesterin senken. Besagter Hersteller empfiehlt nicht nur eine tägliche Aufnahme seiner „gesunden" Margarine, sondern rät natürlich auch zu einem zusätzlichen Verzehr seiner übrigen „cholesterinsenkenden" Produkte, um angeblich das Risiko für einen Herzinfarkt und Arterienverkalkung zu senken. Doch was ist gefährlich an diesen Margarinen?

Nun, alle diese vermeintlichen Cholesterinsenker enthalten sogenannte Pflanzensterine, ihres Zeichens sekundäre Pflanzenstoffe, welche die Aufnahme von Cholesterin aus der Nahrung und die Bildung von körpereigenem Cholesterin hemmen sollen, was wiederum den LDL Wert senken soll. Sie erinnern sich an den Merkspruch im Zusammenhang mit Cholesterin? So sollte

„Lass Das Lieber" auch hier das Motto sein, wenn Sie gesunde Kinder haben wollen! Wenn ich von gesund spreche, dann meine ich hier aber auch übergewichtige und adipöse Kinder! Denn auch in diesem Fall gilt mal wieder, vertrauen Sie nicht auf irgend welchen „Hokuspokus"!

Wenn Ihre Kinder also weder einen Herzinfarkt hatten, noch unter Herzproblemen leiden, dann lassen Sie sie um Himmels willen keine „cholesterinsenkende" Margarine essen! Sollten Sie unter besagten Krankheitsbildern leiden, was sie hoffentlich nicht tun, gehören sie ohnehin in die Obhut eines fähigen Arztes! Leiden Ihre Kinder unter Übergewicht oder befinden sie sich schon jenseits dieser Grenze, müssen sie ganz einfach Sport treiben! Sport, Sport und noch mehr Sport! Altersgerechte Bewegung ist das einzige „Wundermittel", dass sie benötigen, basta! Die besten Gelegenheiten, um Sport zu treiben, liegen dabei oft nur wenige Minuten entfernt! Hier liegt es aber wieder an Ihnen, lieber Eltern. SIE müssen den ersten Impuls setzen und sprichwörtlich so schön den „Stein ins Rollen" bringen! Den es heißt ja bekanntlich auch, „ein rollender Stein setzt kein Moos an" und in diesem Sinne auch kein Fett! Training ist eben nicht nur eine Frage der Möglichkeiten, sondern des schieren Tuns.

Sie haben keine Ahnung von Training? Schon gar nicht von physiologischen Besonderheiten beim Training mit Kindern? Sie sind selber fett und haben bereits eine Kühltruhe neben dem Sofa stehen, weil Ihnen der Weg für ein Eis schon zu weit ist? Fein!

Alles kein Problem! Denn solange Sie noch einen Funken Selbstachtung und Verantwortungsgefühl gegenüber Ihren Kindern besitzen, haben Sie auf jeden Fall schon mal die Möglichkeit vom Sofa aufzustehen! Lassen Sie also keine Ausreden gelten, warum Sie mit Ihren Kindern keinen Sport machen können. Es gibt keine Entschuldigungen, nur Ausreden! Sie brauchen keine Motivation, Sie müssen es ganz einfach nur tun! Zum Atmen brauchen Sie auch keine Motivation, oder? Sie tun es einfach! Also stehen Sie auf, nehmen Sie Ihre Kinder an die Hand und tun Sie etwas, irgend etwas! Denn ein wenig zu unternehmen ist schon einmal besser als nichts zu tun! Fangen Sie klein an, gehen Sie zum Trimm-dich-Pfad oder wenn Sie in der Stadt wohnen zum nächsten Spielplatz. Hier gibt es meist genug Möglichkeiten für Kinder sich an den unterschiedlichsten Klettergerüsten auszutoben und aktiv zu sein. Auch wenn Ihr Geld knapp ist und Sie sich keine Mitgliedschaft im Fitnessstudio, Verein oder sonstiges leisten können. Dies darf nie eine Ausrede sein! Es gibt immer auch kostenlose Möglichkeiten sportlich aktiv zu sein, egal zu welcher Jahreszeit! Zur Not trainieren Sie zuhause, wenn es sein muss. Vor dem Sofa, statt auf dem Sofa! Fangen Sie klein an. Keiner erwartet von Ihnen und Ihren Kindern, dass Sie nach Jahren der exzessiven Inaktivität von heute auf morgen zum Supersportler mutieren. Im Gegenteil. Steigern Sie Ihr Pensum langsam, aber kontinuierlich! Setzen Sie sich kleine Etappenziele, die Sie dann aber unbedingt auch durchziehen!

Aber noch einmal zurück zum Fett! Denn in diesem Zusammenhang möchte ich Ihnen einen, meiner Meinung nach, genialen Ernährungstipp für Ihre Kinder geben und zwar, ein fettes Frühstück!

Jetzt werden Sie wahrscheinlich denken: „Was, Fett, und auch noch zum Frühstück?" Oder Sie selber sind vielleicht schlank und Ihre Kinder dick und Sie denken: „Meine Kinder sind schon zu dick, wieso in drei Teufels Namen soll ihnen also noch mehr Fett geben?!". Tja, weil Sie ja schon gelernt haben, dass Fett nichts Schlechtes sein muss. Im Gegenteil, denn solange es sich um gute Fette handelt, macht Fett nämlich sogar fit!

Auch für Kinder ist Frühstück die wichtigste Mahlzeit des Tages. Denn bereits früh entscheidet sich, ob und wie fit Sie den ganzen Tag über sein werden! Maßgebend für die Menge an Energie, die den Kleinen zur Verfügung stehen wird ist dabei der aller erste Bissen! Somit sollte Ihnen der Stellenwert eines optimalen Frühstücks bewusst werden! Doch was versteht man nun unter einem „optimalen" Frühstück?! Nun sicher etwas „Gesundes" werden Sie sich sicher denken. Vielleicht ein Bio-Müsli Mix, mit Milch oder vielleicht ein Vollkornbrot mit Butter und Marmelade? Falsch! Erst recht nicht, wenn Sie Gefahr laufen, Ihre Kinder mit einem Sitzsack zu verwechseln! Wie finden Sie das als Eltern, mit einer verständlicherweise sehr subjektiven Sicht, heraus? Ganz einfach! Wenn es wabbelt, ist es fett!

Für alle Kinder die, objektiv und ehrlich betrachtet also, einfach zu viel auf den Rippen haben, empfehle ich ein Frühstück, das sich aus Fleisch und Nüssen zusammensetzt!

Spinnt er jetzt komplett? In etwa so etwas höre ich Sie denken, wenn Sie das hier zum ersten Mal lesen, stimmt's oder habe ich recht?

Es klingt auch komisch, kann aber aus zahlreichen Gründen sinnvoller sein, als sein Kohlenhydratlastiges Pendant! Sehen wir uns an warum.

Weil es in unserer Natur liegt! Unsere Gene sind nämlich zu 99% noch identisch mit denen der Steinzeitmenschen. Diese hatten keinen Supermarkt, in dem Sie Pizza, Pasta oder Müslis kaufen konnten. Von bunt verpackten Fertigprodukten ganz zu schweigen! Sprich außer. ein paar Beeren oder Knollen gab es da nicht wirklich viele Kohlenhydrate als Beilage zum Mammut! Die Hauptnahrungsquelle bestand also vorwiegend aus Fleisch! Eine protein- und fettlastige Ernährungsweise ist also nichts, was neu „erfunden" wurde, sondern evolutionär bedingt! Trotzdem ist dies anscheinend, seit Beginn des Getreideanbaus immer weiter in Vergessenheit geraten! Seit ca. 10.000 Jahren sind die Menschen nämlich sesshaft und haben folglich mit dem Ackerbau angefangen. Doch damit hat auch der „Siegeszug" der Herzkrankheiten, Übergewicht, Adipositas und Diabetes begonnen, um nur einige negative Folgen von übermäßigem

Kohlenhydratkonsum zu nennen. Besonders Süßigkeiten und Ihr unbedarfter exzessiver Konsum hat es uns als Industrienationen „angetan".

Sich proteinlastig und von (gesunden) Fetten zu ernähren beschreibt daher in seinen Grundzügen, sich also nur natürlich zu ernähren. Gemäß unseres „Bauplanes". Des Weiteren bin ich davon überzeugt, dass insbesondere Kinder auch von einer Kohlenhydrat armen Ernährung profitieren. Denn so können übergewichtige und adipöse Kinder schneller abspecken und einer Vielzahl von möglichen Erkrankungen entgegenwirken, was eine Reduktion oder gar Eliminierung von damit verbundenem Medikamentenkonsum zu folge haben kann!

Im Grunde bedeutet das, dass man quasi isst wie ein Höhlenmensch. Weitestgehend wird also, wie bereits erwähnt, auf Kohlenhydrate (wie bspw. Brot, Nudeln, Kartoffeln usw.) und selbstverständlich auf Fertigprodukte verzichtet! [16]

Dabei bedeutet kohlenhydratarm aber nicht zwangsläufig, komplett darauf zu verzichten! Denn auch Kohlenhydrate haben einen Platz in einem ausgewogenen Ernährungsplan. Aber nicht zum Frühstück!

---

[16] Artikel
von 2010: http://www.poliquingroup.com/ArticlesMultimedia/Articles/Article/270/Fleisch_und_N%C3%BCsse_zum_Fr%C3%BChst%C3%BCck.aspx?lang=DE, Zugriff v. 06.03.20014)

138

Der Grund hierfür liegt in der Produktion von Neurotransmittern, hormonähnliche Stoffe, welche das Gehirn und das zentrale Nervensystem (ZNS) beeinflussen und in der Regulierung des Blutzuckerspiegels.

Eine Kombination aus Fleisch und Nüssen zum Frühstücks sorgt so zum einen für einen langsamen und kontinuierlichen Anstieg des Blutzuckerspiegels (bedingt durch den Fleischkonsum) und zum anderen durch dessen langfristige Aufrechterhaltung. Insulinspitzen werden vermieden und daraus resultierende Heißhungerattacken umgangen! Die Nüsse liefern zum anderen eine Reihe an gesunden Fetten!Besonders Walnüsse sind bspw. reich an mehrfach ungesättigten Omega 3 Fettsäuren! Ebenso aber auch fetter Meeresfisch, wie bspw. Lachs.

Die Proteine im Fleisch sorgen ferner für die Ausschüttung von Dopamin, wie auch Acetylcholin. Beides besagte Neurotransmitter, welche einen stimulierenden Effekt auf das ZNS ausüben! Würde man stattdessen ein "klassisches" Frühstück mit hohem Kohlenhydratanteil konsumieren, wie bspw. Müsli, würde verstärkt Serotonin ausgeschüttet werden. Der Neurotransmitter, welcher einen eher beruhigenden Effekt auf das ZNS ausübt und einen träge und müde werden lässt. Der Vorteil der Fleisch/Fisch und Nuss Variante liegt also auf der Hand! Man könnte salopp sagen:

"Kohlenhydrate am Morgen, machen fett und Sorgen" ;)

Dies beruht auf der Insulinsensibilität der Muskelzellen. Diese ist am Morgen nämlich auf dem Tiefpunkt, während sie sich nach dem Training auf dem Höchststand befindet. So ist es dem Körper von Kindern früh, entgegen der landläufigen Meinung, eben nicht möglich, größere Kohlenhydratmengen (von >20 g) in die Muskelzellen einzuschleusen. Denn die dafür reservierten Kohlenhydratspeicher (Glykogenpeicher) sind nämlich noch gefüllt! Sie erinnern sich an das Kapitel Kohlenhydrate?!

Meiner Meinung nach ist ein solches Frühstück auch für Kinder geeignet. Denn auch Grundschulkinder sollten ab dem ersten Bissen den ganzen Tag über vital, fit und geistig voll auf der Höhe sein, um ihren (Schul)Alltag zu meistern! Zudem ist es eine geniale Methode, um wie bereits erwähnt, effektiv Körperfett abzubauen und magere Muskelmasse aufzubauen, durch eine optimierte Insulinsensitivität. So kann der Körper die Kohlenhydrate nach dem Training besser - und an den erforderlichen Stellen, den Muskeln - aufnehmen!

5.7.3 Das Fleisch und Nuss Frühstück für Kinder

Ganz einfach, aus Fleisch, mit Nüssen. Aber mal im Ernst, ein paar Grundregeln gilt es natürlich auch hier zu beachten! Zahlreiche Studien konnten übrigens zeigen, dass sich ein Proteinlastiges Frühstück übrigens auch positiv auf Verhaltensstörungen wie bspw. AD(H)S oder auch Epilepsie auswirken kann! Hier die Regeln für ein Protein und Nussfrühstück:

1.   Früh sollte mageres rotes Fleisch gegessen werden. Dieses enthält nämlich Tyrosin, einen wichtigen „Baustein", der für die Ausschüttung von Dopamin benötigt wird!

2.   Die Wahl der Nüsse ist Geschmackssache! Bei Nuss-Mischungen bitte immer auf die Zutatenliste achten! Diese darf keinerlei weitere Inhaltsstoffe wie bspw. Dextrose oder Sonstiges enthalten. Nichts, außer Nüssen!

3.   Es darf auch Gemüse dazu gegessen werden, aber kein Obst.

4.   Es darf kein Zucker gegessen werden! Damit scheiden übrigens auch Getränke wie Milch oder Fruchtsäfte aus!

5.   Wer kein Fleisch mag, der kann auch Eier (egal in welcher Form) zum Frühstück essen. Hier reichen die gesunden Fette aber dann aus, die Nüsschen sollten dann hier nicht noch zusätzlich verputzt werden!

6.   Vegetarier oder solche, die es werden wollen, können auch Eier zum Frühstück essen. Hier aber bitte auch auf die extra Portion Nüsse verzichten.

7.   Sie wissen am besten, wie groß eine Portion für Ihr Kind sein muss, damit nicht die Hälfte übrig bleibt. Wählen Sie

dementsprechend auch die Größe des Fleisches. Von den Nüssen reicht eine Kinderhand voll, als Portionsgröße aus!

Kinder können oft sehr mäkelige Esser sein, dessen bin ich mir bewusst! Ich war früher genau so! Doch es gibt unzählige Fleischvariationen und die unterschiedlichsten Darreichungsmöglichkeiten. Seien Sie kreativ und ich bin mir Sicher Sie werden darunter finden, dass Ihrem Kind schmeckt!

Das Ein- und besonders das Durchführen eines Fleisch oder Fisch- Frühstücks wird sich in der Praxis daher wohl nicht als extrem einfach gestalten lassen! Es dient an dieser Stelle aber als persönliche Empfehlung! Bitte betrachten Sie die mannigfaltigen Vorteile, die Ihnen bzw. Ihren Kindern ein solches Frühstück bieten kann. Gerade, wenn es um das Thema sinnvolle und gesunde Gewichtsreduktion geht! Geben Sie dem Fleisch und Nuss Frühstück also wenigstens eine Chance und probieren Sie es ein oder zwei mal aus, bevor Sie den Gedanken wieder komplett verwerfen! Geben Sie nicht so schnell auf, auch wenn es wahrscheinlich sehr schwierig wird, vom Weißbrot Brötchen mir Nussaufstrich auf Fleisch zum Frühstück umzusteigen.

Ein zweiter Aspekt, der ein solches Frühstück ein wenig umständlicher macht, ist die Dauer der Zubereitung! Nicht selten dauert es eine Zeit lang, bis die kleinen Schnarchzapfen endlich aus dem Bett gekrochen sind, wer würde schließlich nicht lieber im warmen kuscheligen Bett liegen, als sich in der Schule mit Formeln und Vokabel rumzuärgern! So ist die Zeit früh of recht kurz bemessen und es ist nicht immer ganz unkompliziert mit einer Fleischzubereitung. Hier muss man dann einfach etwas kreativ sein. Mein Vorschlag ist, sich nach einer guten Wurst umzusehen!

Diese sollte aber frei von jeglichen Zusatzstoffen sein! Auf keinen Fall darf diese Dextrose oder andere Zuckerformen enthalten! Besondere Vorsicht ist also bei abgepackten Wurstwaren geboten! Hier hilft aber meist immer der Blick auf die Zutatenliste! Der Fettanteil spielt dabei nur eine untergeordnete Rolle. Ist dieser sehr hoch (>15%) kann die Menge an Nüssen einfach dementsprechend reduziert oder komplett weggelassen werden! Wenn früh die Zeit mal knapp bemessen ist, habe ich mir bspw. beim Metzger Folgendes ausgesucht:

Eine reine Rindfleisch- bzw. Tartarwurst mit ca. 8% Fettanteil. Sollte von jedem guten Metzger geführt werden! Auch hier wieder einfach nachfragen, was in der Wurst wirklich drin ist! Wenn der Metzger selber nicht weiß was er reingepackt hat, dann Finger weg! Diese "Wurst" kann man auch einfach roh essen, mit einer Hand voll Nüssen. Von dem Verzehr von zu viel rohem Fleisch ist auf Dauer gesehen jedoch unbedingt abzuraten und sollte wirklich nur mit ganz frischer Ware erfolgen!

6. Entwicklung eines Bewusstseins und Verständnisses, für Notwendigkeit eines gesunden Lebensmittelkonsums

Verständnis. Dies ist der aller wichtigste Punkt, wenn es darum geht, Ihre Kinder dauerhaft normalgewichtig, sportlich aktiv und gesund zu halten! Denn wenn Sie Ihren Kindern mit einem abstrakten Begriff wie gesundem Lebensmittelkonsum kommen, dann werden Sie sich sicher hart tun und wahrscheinlich nur in ratlose Gesichter blicken! Woher soll ein Grundschulkind auch wissen, was gesund und ungesund ist, wenn es Ihm niemand beigebracht hat? Das wäre in etwas so, als würden Sie von einem Erstklässer verlangen, er solle eine literarische Erörterung schreiben! Er wäre gar nicht in der Lage dazu, selbst wenn Sie es Ihm erklären würden. Denn er ist in seiner geistigen Entwicklung noch nicht so weit fortgeschritten, um dies zu begreifen! Dies muss also folglich auf eine kindgerechte Art und Weise geschehen. Am Besten in einem spielerischen Umgang, bei dem die Kinder eigenständig mitarbeiten und sich so nicht nur Wissen, sondern auch Techniken und Methoden zur Zubereitung aneignen können. Alles auf simple und für Kinder nachvollziehbare Art und Weise natürlich! Denn wenn Sie Christoph Columbus die Baupläne für ein Atom-U-Boot gegeben hätten, hätte er es sicherlich nicht nachbauen können!

Wann immer möglich, dann beziehen Sie Ihre Kinder in die Zubereitung des Essens mit ein. Nehmen Sie Ihre Kinder auch mit zum Einkaufen. Erklären Sie ihnen die Tricks der Supermärkte. Gehen Sie ruhig in die gefürchtete Süßigkeitenabteilung und erklären Sie Ihren kleinen Quälgeistern warum zu viel Süßes nicht nur schlecht für ihre Zähne und den Verstand, sondern auch für Ihre Gesundheit und Figur sind. Legen Sie Ihnen nahe, warum man nur das kauft, was auf dem Einkaufszettel steht und warum man niemals hungrig einkaufen geht! Erklären Sie Ihnen auch, warum der Einkaufskorb des Wagens immer abschüssig ist (damit man das Gefühl hat, wenig eingekauft zu haben) und warum die teuersten Lebensmittel immer auf Augenhöhe liegen (damit man schneller danach greift) und und und. Binden Sie Ihre Kleinen also aktiv in alle Prozesse mit ein. So lernen dieses am besten, solange Sie, liebe Eltern, es auch richtig vormachen! Seien Sie also schlauer als die Supermarktketten!

Nehmen Sie Ihre Kinder auch mit auf den Wochenmarkt oder besuchen Sie einen Hofladen! Hier gibt es immer etwas zu entdecken und Kinder lernen, warum die Lebensmittel vom Markt oder vom Bauern zwar teurer, aber besser sind! Lassen Sie es nicht zu, dass Ihre Kinder zu der Sorte gehören, die nach dem Verlassen der Grundschule nicht einmal in der Lage sind, eine Gurke von einer Kartoffel unterscheiden zu können!

Erklären Sie den Kindern, woher welches Essen kommt und warum man z. B. kein Fleisch aus Massentierhaltung essen sollte (bitte verzichten Sie im Hinblick auf Albträume bei Ihren Kindern hier auf das detaillierte Ausschmücken dessen, was den Ablauf in Schlachthöfen betrifft).

Woher kommt Essen? Warum wächst Fleisch nicht an Bäumen oder warum ist die Banane krumm (weil Sie in Richtung der Sonne von unten nach oben wächst)? Wie bereitet man was zu?

Was passiert in der Pfanne, dem Topf oder im Ofen? Wozu braucht man Gewürze und welche davon gibt es, außer Salz und Pfeffer? Welchen Sinn erfüllen Kräuter (außer aus optischen Gründen)?

Welche Pilze wachsen in Ihrem Wald und warum darf man nicht alle davon essen? Alles samt Fragen die Sie spielerisch beantworten können, sinnvolle Zeit mit Ihren Kindern verbringen und zusammen Spaß haben können!

Lassen Sie Ihre Kinder mitkochen! Es gibt immer kleine einfache Handgriffe, die Sie bewältigen können und die ihnen gleichzeitig das Gefühl geben, das Essen mitkreiert zu haben!

Vielleicht lassen Sie auch einmal Ihre Kinder ein Gericht aussuchen?! Betrachten Sie zusammen ein Kochbuch oder suchen Sie sich geeignete Rezepte aus dem Internet heraus! Wünscht sich Ihr Kind dann eine Pizza? Was soll's! Dann sind Sie eben ein wenig kreativ, was die Zutatenliste betrifft. Dann wird eben Vollkornmehl statt Weizenmehl verwendet, ein „gesundes" Öl und die Pizza mit frischem Gemüse belegt! Es gibt unendliche

Galaxien an Möglichkeiten, was das einfache und schnelle Zubereiten von gesunden Speisen anbetrifft, dass ich hier unmöglich alles aufzählen kann. Lesen Sie dieses Buch, am besten mehrmals und seien Sie dann in der Lage eigenständig zu entscheiden, ob und welche Lebensmittel für Ihre Kinder gerade gut sind! Außerdem, wenn es um die Gesundheit von Kindern geht, dann darf das Beste gerade gut genug sein!

Belohnen Sie deshalb Ihre Kinder niemals mit Süßem! Denn damit werten Sie gesunde Lebensmittel automatisch ab! Aber verbannen Sie Süßigkeiten auch nicht aus dem Ernährungsplan Ihrer Kinder! Ein pauschales Verbot macht den Konsum nur „interessanter", denn die verbotenen Früchte schmecken bekanntlich am besten! Lassen Sie Ausnahmen zu, im Rahmen einer ausgewogenen Ernährung gilt auch bei Süßigkeiten wieder, Gift ist nur eine Frage der Dosierung! Sind Ihre Kinder aber stark übergewichtig oder adipös, gilt es den Süßigkeitenkonsum sehr streng zu reglementieren! Schaffen Sie auch hier wieder gleich ein Bewusstsein für die Thematik!

Nennen Sie auch hier wieder explizite Gründe, warum es nicht gesund ist zu viel Süßes zu essen und warum Sie Ihnen keinen Gefallen tun, anstelle es einfach mit dem Satz „Es ist ungesund" abzutun!

Hauptziel sollte es also sein, Kinder für das Thema Ernährung zu sensibilisieren! So hat folglich jedes Lebensmittel (ob nun mehr oder weniger gesund) einen Platz. Aber eben für manche mehr und andere weniger! Das Gift bestimmt stets die Dosis, also kommen gesunde Speisen einfach öfters auf den Tisch als andere. Denn die Mischung macht's! Proteine, Fette und auch Kohlenhydrate, alle sollten Ihren Platz im Leben von Kindern haben! Sind Ihre Kinder aber zu fett, dann nehmen Sie das ein oder andere einfach ein wenig weg! Um all dies optimal steuern zu können sollten Sie aber über die Ess- und Bewegungsgewohnheiten Ihrer Kinder bescheid wissen!

Anschließend stelle ich Ihnen deshalb eine Liste mit 20 ausgewählten Fragen zusammen, die etwas Aufschluss über den Tagesablauf und den damit verbundenen Essgewohnheiten Ihrer Kinder geben sollen. Bitte beantworten Sie diese Fragen ehrlich und gerne zusammen mit Ihren Kindern!

6.1 Wie sieht ein typischer Tagesablauf während der Schulzeit im Leben Ihrer Kinder aus?

1.   Wird früh gefrühstückt? Wenn ja, was? Wenn nein, warum nicht?
2.   Was gibt es als Pausenbrot ?
3.   Wurde das Pausenbrot gegessen? Wenn nicht, was waren die Gründe?
4.   Wie viel Zeit nehmen Sie sich beim Mittag- oder Abendessen? Läuft dabei der
    Fernseher oder wird mit dem Handy rumgespielt?

5. Gibt es nach jeder Hauptmahlzeit etwas Süßes?

6. Wird im restlichen Tagesverlauf häufig genascht? Wenn ja, warum? Vielleicht

aus Langeweile oder Frust?

7. Gehen Sie gemeinsam einkaufen? Wenn ja, achten Sie auf die Herkunft der

Lebensmittel?

8. Gehen Sie oft hungrig einkaufen?

9. Welche Sportarten werden betrieben? (Schulsport zählt hier nicht!) Wenn ja

was und wie oft pro Woche?

10. Hat Ihr Kind Spaß an der ausgeführten Sportart? Wenn nicht, warum?

11. Wie viel Zeit wird vor dem Computer verbracht?

12. Wie viel Zeit wird draußen verbracht?

13. Wird bei Oma, Opa, den Bekannten und Freunden genascht? Wenn ja, was und

wie viel?

14. Was gibt es bei Freunden und Bekannten zu essen, wenn Ihre Kinder dort zu

Gast sind?

15. Kauft sich Ihr Kind alleine Süßigkeiten? Bspw. auf dem Schul- oder

Heimweg?

16. Wird Ihr Kind aufgrund seiner Figur in der Schule gehänselt oder gemobbt?

Wenn ja, wie geht es damit um?

17. Wie schätzt sich Ihr Kind bezüglich seiner Körperstatur im Vergleich zu den

Mitschülern ein?

18. Isst Ihr Kind nur, bis es satt ist, oder verspürt es kein Sättigungsgefühl?

19. Was ist das Lieblingsessen Ihres Kindes und warum?

20. Was denkt Ihr Kind über Ihr Ernährungsverhalten?

6.2 Das Ernährungsprotokoll

Um zu verstehen, wo Sie mit der Ernährung Ihrer Kinder hin wollen, müssen Sie erst einmal wissen, wo diese herkommt bzw. wie diese aussieht! Mit diesen 20 Fragen alleine ist es also noch nicht getan. Um wirklich einen aussagekräftigen Überblick über die Lebensgewohnheiten Ihrer Kinder zu bekommen, empfehle ich Ihnen etwas, dass ich ausnahmslos bei jeder Person mache, die mich um eine Ernährungsberatung bittet.

Ich lasse Sie ein Ernährungstagebuch führen und zwar mindestens zwei Wochen lang!

Wozu, fragen Sie sich, ich weiß was meine Familie isst! Sicher? Nun, Sie würden Sich wundern wie oft ich diesen Satz schon gehört habe. Wie oft ich das gehört habe und die Leute eben nicht wussten, was Sie da den ganzen Tag über in sich hineingestopft haben! Was ich damit bezwecke, ist folgendes. Ich teste damit die grundsätzliche Bereitschaft einer Person, sich mit dem Thema Ernährung und Ernährungsoptimierung auseinanderzusetzen! Denn wenn Sie nicht einmal bereit oder in der Lage sind, zwei Wochen lang zu dokumentieren, was Sie essen, würde ich Ihnen gar keine Unterstützung anbieten! Denn wenn der Aufwand des Notierens schon eine Herausforderung für Sie darstellt, dann werden Sie zu nichts kommen!

Unternehmen Sie also folgendes!

Notieren sie sich, so lückenlos und exakt wie irgendwie möglich, was Ihre Kinder den ganzen Tag über essen und trinken! Wie akkurat Sie dieses Ziel verfolgen, entscheidet dabei über den Wirkungsgrad!

Das bedeutet, dass Sie natürlich nicht alles auf das Milligramm abwiegen müssen, aber Sie könnten es tun! Denn mit Aussagen wie „Eine Portion" oder „Ein Teller voll", sagt nichts aus, wenn man nicht weiß, was mit Portion oder Tellergröße gemeint ist!

Unterschätzen Sie ferner auch nicht die zusätzlichen Kalorien, die in Form von Limo, Cola und sonstigen zuckerhaltigen Flüssigkeiten in Ihre Kinder hineinfließen!

Betrachten Sie zwei Wochen lang was, und auch wie Ihre Kinder essen, zunächst ohne ein Wort darüber zu verlieren. Tun Sie anfangs nichts, außer zu beobachten. Notieren Sie sich auch die noch so kleinste Kleinigkeit! Wie ist bspw. das Verhalten beim Essen? Wird dabei immer am Handy rumgespielt? Oder wird sehr unregelmäßig gegessen? Wird vor dem Fernseher andauernd genascht? Kommt Ihr Kind nach einem langen Schultag heim und stopft sich mit Süßem voll? Beobachten Sie alles, halten Sie den Mund und notieren Sie sich alles akribisch!

Legen Sie auch Wert auf die sportlichen Aktivitäten! Treibt Ihr Kind überhaupt Sport? Ist es an einer Sportart vielleicht besonders interessiert? Wie verhält es sich, wenn es zum Verein fährt? Ist es aufgeregt und hat Vorfreude oder müssen Sie es dort hinschleifen? Wie sieht die sonstige Aktivität aus? Wird Ihr Kind zur Schule gefahren oder fährt es mit dem Rad? Vielleicht läuft es sogar? Was unternimmt es mit Freunden? Wird nur in der Stube gesessen oder auch rausgegangen? Was wird an Tagen mit schlechtem Wetter unternommen? Fährt es lieber mit dem Aufzug oder hüpft es die Treppen rauf? Alles Fragen, die es in diesem Kontext zu beobachten und anschließend zu berücksichtigen gilt! Sie sehen schon, jedes Detail kann entscheidend sein. Werden Sie also zum Detektiv!

6.3 So dokumentieren Sie Ihre Fortschritte

Um festzustellen, ob sich überhaupt etwas verändert an Ihren Kindern, brauchen Sie keine teuere Ausrüstung! Ein Maßband und eine handelsübliche Personenwaage sollten für den Anfang völlig genügen! Messen Sie einfach jetzt zu Beginn die Werte, mit denen Ihr Kind startet und diese vergleichen Sie dann einmal im Monat, um zu sehen wie die Tendenz aussieht!

Am idealsten ist es, das Körpergewicht auf nüchternen Magen zu wiegen, direkt nach dem Aufstehen (nach dem Toilettengang, in Unterwäsche). Wiegen Sie immer an der gleichen Stelle und möglichst der gleichen Uhrzeit, um Messfehler zu minimieren. Geben Sie dabei bitte nicht all zu viel auf den Wert, der auf der Waage steht. Dieser ist relativ! Denn es kommt auf die Körperzusammensetzung an! Insbesondere den prozentualen Körperfettanteil und die „magere" Muskelmasse (= Körpergewicht inkl. Skelett und Organen, minus allem Körperfett)!

Da Sie nun zu Hause sicher keinen Fett Caliper für eine 10-Punkt Hautfaltenmessung haben, um einen recht exakten Körperfettwert zu bestimmt, nehmen Sie einfach mit dem Maßband Maß (runden Sie der Einfachheit halber auf ganze Zahlen auf)! Hierzu messen Sie wie folgt:

Den Halsumfang,

an der dicksten Stelle, einmal rundherum.

Die Oberschenkel,

und zwar links und rechts! Bei herabhängendem Armen, an der optisch dicksten Stelle.

Den Brustumfang,

153

auf der Höhe der Brustwarzen. Lassen Sie Ihre Kind für eine exaktere Messung vorher einmal ganz normal ausatmen.

Taille,

knapp über dem Bauchnabel, an der opisch dicksten Stelle. Lassen sie wieder ausatmen, aber nicht den Bauch einziehen!

Hüfte,

an der Stelle, an der der Po am dicksten ist, einmal rundherum.

Notieren Sie sich alle Werte in einer Liste. Sie können hierzu auch bequem eine Tabellenverarbeitungs Software nutzen, in der Sie alles eintragen können und sich spielend auch Grafiken erstellen lassen können, die Ihnen bspw. den Gewichtsverlauf schön optisch darstellen!

Trotz all dieser nützlichen Werte sollten Sie sich nicht zu sehr auf Zahlen verlassen! Vertrauen Sie auch auf den Blick in den Spiegel, dieser lügt nie, außer vielleicht im Spiegelhaus auf dem Volksfest! Halten Sie die Veränderungen Ihrer Kinder auch fotografisch fest, indem Sie regelmäßig, zusätzlich zu den monatlichen Messungen, Fotos anfertigen. Auch diese wieder in Unterwäsche und zwar von vorne (Arme hängen lassen, gerader Stand), von der Seite (links und rechts) und von hinten. So lässt sich der Fortschritt auch optisch schön dokumentieren!

7. Vermeiden von Negationen oder Aussprechen von Verboten

Die verbotenen Früchte schmecken meist am besten! Erinnern Sie sich an die kurze Geschichte die ich Ihnen über unsere Süßigkeitenschublade erzählt habe? Diese steht exemplarisch für den Sachverhalt von Negationen und ausgesprochenen Verboten. Versetzten Sie sich doch einmal zurück in Ihre Kindheit? Was wollten Sie gerne machen und durften es nicht?

Wie war Ihre Reaktion darauf? Sicher waren Sie nicht begeistert! Natürlich müssen Kinder Grenzen kennen und ich bin mit Sicherheit einer der letzten Menschen, der sich für antiautoritäre Erziehung aussprechen würde!

Betrachten Sie also bitte wieder alles in einem Gesamtzusammenhang! Verbote machen nur Sinn, wenn Sie nicht einfach in den Raum „geworfen" werden und Sie Ihre Kinder dann damit sprichwörtlich stehen lassen! Hinterfragen Sie immer, ob ein Verbot gerade wirklich Sinn macht, oder ob Sie es nur aussprechen, weil Sie dies oder das früher auch nicht durften! Ein komplexer Sachverhalt, der zugegebenermaßen, nicht einfach zu erklären ist! Betrachten wir deshalb ein Beispiel, in dem ich Ihnen erkläre, was ich damit meine und welche Rolle die verschiedenen Blickwinkel hier spielen:

Szenario eins:

Nehmen wir an, Sie gehen mit Ihren Kindern an einem sonnigen Tag in der Stadt spazieren.

Auf Ihrem Schaufensterbummel kommen Ihnen immer wieder Leute entgegen, die ein Eis in der Hand haben. Nehmen wir weiter an, Ihre gesamte Familie ist regelmäßig sportlich aktiv und alle Familienmitglieder besitzen ein sportliches Aussehen. Es ist heiß und Ihr Kind hat Lust auf ein Eis. Wir nehmen in diesem Fall auch an, dass der Wunsch nach Eis als Erfrischung tatsächlich auf dem Geschmack nach etwas Süßem begründet ist und nicht darin, weil es gesehen hat, dass alle anderen Leute auch ein Eis haben. In diesem Szenario versprechen Sie Ihrem Kind drei Kugeln Eis, wenn Sie an die nächste Eisdiele kommen. Nach einer Weile erreichen Sie diese auch und das Kind erhält die drei Kugeln. Es isst diese mit Genuss auf und Sie setzen den Spaziergang fort.

Szenario zwei:

Auf Ihrem Schaufensterbummel kommen Ihnen immer wieder Leute entgegen, die ein Eis in der Hand haben. Diesesmal nehmen wir aber an, dass Ihre gesamte Familie „vollschlank" ist.

Vollschlank ist das Codewort für, Sie sind alle dermaßen fett, dass Sie nicht mehr gehen, sondern wie Schokoladenkugeln durch die Stadt rollen! Nachdem Sich die Damen in Ihrer Familie, aufgrund einer schwerwiegenden Fehlfunktion im Gehirn, dafür entschieden haben, Ihre Fettmassen in eine viel zu kleine und viel zu enge Leggings zu pressen, wollen Sie Ihre „zweite Haut" natürlich auch beim Auf- und Abflanieren herzeigen! (kurze Anmerkung an dieser Stelle: Es sind nicht die Hosen, liebe Damen, die euch fett machen. Sondern das Fett!). Die Wohnung haben Sie alle natürlich nur verlassen, weil Ihr Tabak-Vorrat aufgebraucht war, und Sie Ihre Kinder nicht alleine losschicken können, um diesen zu kaufen! Hypnotisch wie das blubbernde Wachs einer Lava-Lampe wabbeln Sie also die Fußgängerzone entlang, bis sich nach wenigen Minuten schon die Auswirkungen des exzessiven Nichtstuns bemerkbar machen.

Kurzatmigkeit, exzessives Schwitzen und explosionsartig auftauchende Unlust, sich auch nur einen Schritt weiter zu bewegen. Stehenbleiben ist aber leider auch keine Option. Denn dann könnten Sie unter Umständen Gefahr laufen entsorgt zu werden, da Sie die Entrümpler von der Müllabfuhr für weggeworfene Sitzsäcke halten könnten. Auch könnten Tierschutzretter auftauchen, die Sie für gestrandete Wale halten. Möglich wäre aber auch, dass sich eine Gruppe Kunststudenten um Sie versammeln, da diese denken, Sie wären eine moderne, abstrakte Skulptur! Naja, wir schweifen gerade ab. Irgendwie schaffen Sie es dann also doch Ihre verfetteten Körper in den nächstgelegenen sicheren „Zuckerhafen" zu manövrieren.

In der Eisdiele angekommen, bestellen Sie die Karte einmal rauf und runter. Während Sie sich einen „Super Mokka Double Frappino Extra Latto-Chino" bestellen, nehmen Ihre Kinder den Cacao mit Sahne und Milch, während sie Ihre fünf „Eis-Bienchen" runterschlingen. Nach einer exzessiven Fressorgie, die Ihre Blutzuckerwerte ins Nirvana hat stiegen lassen, quälen Sie sich wieder nach Hause.

Worauf will ich hinaus? Ich wette, Sie ahnen es! Es kommt auf den Hintergrund an. Den ob und wie viel Süßes zu viel ist, entscheidet immer der Einzelfall. Wobei sich dieser Sachverhalt natürlich auf alles mögliche transferieren lässt! Sei es nun zu viel und das falsche Essen, zu viel Fernsehen, zu viel Computer usw. und sofort! Womit letztendendes wieder die Dosis das Gift bestimmt! Einem schlanken, aktiven Kind wird das ein oder andere Eis oder auch ein Besuch in einer Fast Food Kette nichts anhaben können. Solange es eine Ausnahme aber nicht die Regel ist! Einem ohnehin schon adipösen Kind, das den ganzen Tag nur vor dem Fernsehapparat hockt und zudem obendrein noch acht Stunden Computerspiele spielt, wird ein Besuch in der Burger Kette wohl weitaus weniger gut tun!

Bitte bewahren Sie auch Ihre Selbstachtung, auch die Ihrer Kinder! Denn wenn es um die Gesundheit im Kindesalter geht, dann darf es so etwas, wie den berühmten „Point of no Return" (dem Punkt ohne Wiederkehr; der Zeitpunkt, an dem alles zu spät ist) nicht geben! Es bestimmt immer und zu jeder Zeit die Möglichkeit den ersten Schritt in die richtige Richtung zu machen! Fangen Sie jetzt und sofort damit an! Ganz nach dem Motto: Wenn nicht jetzt, wann dann?

8. Kein Kalorienzählen und keine Diäten

Die meisten von Ihnen haben sicher schon unzählige Diäten ausprobiert und wurden am Ende nur mit noch mehr Kilos bestraft. Komisch, oder? Warum hat bei Ihnen einfach nichts funktioniert? Aus mindestens zwei einfachen Gründen!

Erstens, es liegt an Ihnen, denn Sie haben nie etwas an Ihrer Einstellung verändert und zweitens, es ist unmöglich, sich dauerhaft einseitig zu ernähren!

Alles eine Frage der Einstellung! Insbesondere, wenn es um die Veränderung von Essgewohnheiten geht! Enttäuschungen kommen nämlich meist von falschen oder fehlerhaften Erwartungshaltungen!

Fragen Sie sich also immer, was Ihr Ziel ist. Welchen Inhalt, welches Ausmaß und in welcher Zeitspanne es erreicht werden soll! Stellen Sie sich bspw. vor, Ihr Kind wiegt mit sieben Jaren schon genau so viel wie ein Elfantenbaby! Sie setzten sich gemeinsam das Ziel, das der kleine Fips also 30kg abspecken soll, in sechs Wochen. Realistisch oder unrealistisch? Natürlich völliger Quatsch! Wie soll das funktionieren? Selbst mit Magenband-OP eine reine Utopie!

Gut Ding will nämlich auch hier Weile haben! Erstens ist es aus medizinischer Sicht alles andere als gesund, so rasant an Gewicht zu verlieren und zweitens ist es quasi unmöglich. Seien Sie also so vernünftig und setzten Sie sich Etappenziele! Solche, bei denen Sie auch in der Lage sind, sie zu erreichen. Natürlich sollen Sie langfristig und im großen Stil denken, absolut!

Aber zerstören Sie nicht selbst die Motivation Ihrer Kinder, indem Sie Ihnen Ziele setzten, die Sie in absehbarer Zeit niemals erreichen werden! So verlieren Sie kein Gewicht, sondern höchstens noch mehr Lust an einer Veränderung Ihres Körpers!

Sehen wir uns nun noch an, was passiert, wenn man eine Diät macht. Um die Problemstellung zu verstehen, die hinter dieser Thematik steckt, reichen dabei schon die Mathematikkenntnisse der ersten vier Schuljahre mehr als aus! Sagen wir also, Sie wären mit der Ernährungsthematik bereits so weit vertraut, dass Sie tatsächlich ausgerechnet hätten, wie viele Kalorien Ihr Kind täglich konsumiert und wie dabei die Makronährstoffe Protein, Kohlenhydrate und Fett prozentual verteilt sind. Sie kommen also bspw. zu dem Ergebnis, dass Ihr Kind 3000kcal konsumiert. Sie haben ferner von einer „Wunder-Diät" in einer Ihrer Hausfrauenzeitschriften gehört und beschließen die darin erworbenen sagenhaften Gewichtsverluste auch bei Ihren Sprösslingen umzusetzen. Demzufolge setzten Sie Ihre Kleinen auf Diät! So reduzieren Sie die Kalorienzufuhr von 3000kcal zunächst auf 2500kcal und siehe da, das kleine Moppelchen nimmt ab! Von Erfolg verwöhnt behalten Sie diese Kalorienmenge ein paar Wochen bei, bis auf einmal nichts mehr passiert!

Da Ihr Kind aber immer noch aussieht wie ein Reifenmännchen, beschließen Sie die Diät weiterzuführen und den Kalorienkonsum noch mehr zu drosseln. So schrauben Sie das Energiedefizit von -500kcal auf -1000kcal hoch, so dass Ihr Kind am Tag also „nur" noch 2000kcal in sich hineinstopft. Oh Wunder, denken Sie sich, dass klappt ja wunderbar! Denn der Fettmops verliert ja weiter an Gewicht! Scheint also doch zu klappen so eine Diät, oder etwa nicht? Wo soll hier der Denkfehler sein? Nach bereits acht Wochen Diät geht Ihr Kind sprichwörtlich schon auf dem Zahnfleisch, doch zu fett ist es immer noch. Sie reduzieren die Essensmenge also noch einmal auf nur noch 1500kcal. Auch hier stellt sich ein weitere Gewichtsverlust ein doch die andauernde einseitige Ernährung macht Ihrem Kind langsam zu schaffen.

Es ist andauernd müde, gereizt und denk nur noch an die Dinge, die es nicht essen darf! Sie beginnen also zu zweifeln, ob der erzielte Gewichtsverlust in einem Verhältnis zur psychischen Verfassung Ihres Kindes steht. Da Sie dieses nicht weiter quälen wollen und es ja schließlich „gut" abgenommen hat, beschließen Sie die Diät zu beenden. Was passiert nun? Die ersten paar Tage nicht viel, doch dann beginnen Sie und damit automatisch auch ihr Kind, wieder in alte Gewohnheiten zurückzuverfallen. Denn außer die Kalorienmenge zu reduzieren haben Sie nicht an Ihrer Einstellung und den Lebensgewohnheiten verändert. Sie haben keinen Impuls zu einer richtigen Veränderung in Gang gesetzt. Es wurde kein Sport gemacht, sich nur einseitig ernährt und und und.

Demzufolge wird das Kind auch wieder sein normales, über die Jahre antrainiertes Essverhalten annehmen. Die mühsam runtergehungerten Kilos sind dann schnell wieder drauf und es gesellen sich meist immer noch ein paar ordentliche extra Kilos dazu! Ich hoffe Sie verstehen nun, worin der große Fehler von Diäten liegt.

Diese mögen auf den ersten Blick zwar funktionieren, da Sie sich in einen Kaloriendefizit bewegen, sprich Sie essen weniger Energie als Ihr Körper täglich verbraucht. Aufgrund dessen nehmen Sie ab! Doch Sie können die Energiemenge nicht unbegrenzt weiter drosseln! Das ist der Punkt, an dem jede Diät versagt! Die fehlende Möglichkeit, diese dauerhaft umsetzen zu können!

9. Abschließende Gedanken

Da mein Buch teilweise wirklich sehr sarkastisch und satirisch geschrieben ist, möchte ich klarstellen, dass dies nur zu Unterhaltungszwecken diene! Es war und ist nicht meine Intention, irgendwelche Gruppen von Menschen zu diskriminieren, noch diese in irgend einer anderen Art und Weise anzugreifen oder mich darüber zu belustigen! Im Gegenteil! Ich versuche, Denkanstöße zu liefern, die Ihnen helfen sollen, Ihr Leben und insbesondere das Leben Ihrer Kinder zu verbessern!

Denn meiner Meinung nach besteht der Sinn des Lebens in Evolution. Egal auf welcher Ebene.

So meine ich mit Evolution insbesondere die Entwicklung hin zu einem starken Körper und einem starken Geist! Auch hier lassen sich wieder Parallelen zu unseren Vorfahren, den Höhlenmenschen ziehen! Denn hätten diese nicht überlebt, würde keiner von uns heute existieren! Ich hätte nicht dieses Buch geschrieben und niemand würde es lesen können!

Eben diese Höhlenmenschen konnten es sich nicht erlauben, faul in Ihrer Höhle herumzulungern! Sie mussten sich tagtäglich „entwickeln", bzw. täglich neue Herausforderungen meistern, sonst wären sie gestorben! Existenzielle Entscheidungen, die über ihren Fortbestand entschieden! In unserer technologischen Gesellschaft besteht aber leider kaum noch die Notwendigkeit, körperlich und geistig aktiv zu sein, geschweige denn sich neuen, wirklich bedeutsamen Herausforderungen zu stellen! Es ist also leider nicht mehr nötig einen starken, vitalen und multifunktional einsetzbaren Körper zu besitzen. Schließlich lauert kein Säbelzahntiger mehr an der nächsten Ecke und auf Mammutjagd wird heute auch niemand mehr von seiner Frau geschickt! Sie müssen vor keiner drohenden Gefahr davonlaufen und Nahrung finden Sie an jeder Straßenecke. Dafür brauchen Sie noch nicht einmal Ihr Auto verlassen!

Dabei ist es meiner Meinung nach unsere Pflicht, unseren Körper so stark und muskulös wie nur irgend möglich zu formen. Ein gleichmäßiges Ausbilden aller Muskeln für ein starkes, ästhetisches Erscheinungsbild! Es kann nicht unsere Aufgabe sein, in diesem Leben ein psychisch vitales Dasein zu führen, bei gleichzeitig verkümmertem Körper!

Äquivalent verhält es sich also auch mit dem Training des Geistes! Denn ein starker Geist wohnt in einem starken Körper!

Entwicklung ist aber auch die Bereitschaft, etwas verändern zu wollen und zu begreifen, dass man für alles im Leben selbst die Verantwortung trägt. Denn das Leben kann eben doch ein Wunschkonzert sein, wenn Sie wirklich wissen, was Sie wollen!

Kann das Leben wirklich Willkür sein und aus Zufällen bestehen !? Sie glauben doch nicht, dass Sie am Anfang Ihres

Lebens eine von Millionen von Karten aus dem magischen „Zauberzylinder" des Lebens gezogen haben, oder? Lassen Sie Ihr Leben also nicht von einem imaginären Los diktieren, sondern fangen Sie an, selbstständig Entscheidungen zu treffen und geben Sie Ihr Dasein als „Spielball" eines nicht vorhandenen Schicksal auf! Lernen Sie an Ihren Aufgaben zu wachsen. Denn wenn Sie ein Problem haben, das Sie für groß erachten, sind Sie nur ganz einfach zu klein dafür! Stellen Sie sich also diesem vermeintlichen Problem, lösen Sie es und Sie haben sich schon weiterentwickelt! Sicher haben Sie schon zu der ein oder anderen Person gesagt: „Deine Probleme möchte ich haben", oder nicht? So hat Ihnen jemand von seinen Problemen erzählt und welche Gewichtung diese für Ihn haben. Für Sie als Freund schien das Problem aber nicht der Rede wert! Weil es kleiner war als sie selber! Warum denken Sie dann nicht genau so, wenn es um Ihre eigenen Probleme geht?

Statt die Aufmerksamkeit auf das Problem zu richten, fangen Sie doch lieber an, lösungsorientiert zu denken! Das Schöne dabei ist, dass Sie sich noch nicht einmal Gedanken darüber machen müssen, wie Sie das erreichen, sondern sich nur im klaren darüber sein müssen, was Sie erreichen wollen! Der Rest erledigt sich dann von alleine!

Sagen wir bspw. Ihre Kinder sind übergewichtig. Nehmen wir ferner an, Sie haben absolut und überhaupt keine Ahnung von gesunder Ernährung oder von sportlicher Ertüchtigung. Spielt alles keine Rolle. Denn Sie sind immerhin in der Lage zu erkennen, dass Ihre Kinder zu dick sind und wissen, dass dies nicht besonders gesund ist. Also fassen Sie den Entschluss dass Ihre Kleinen gesund abnehmen sollen, um ein aktives Leben führen zu können. Voilà! Wenn Sie sich das wirklich vornehmen und damit meine ich, dass Sie es wirklich wirklich wollen, dann müssen Sie sich über das -Wie- keine Gedanken machen, denn Sie werden automatisch die richtigen Schritte unternehmen, um dieses Ziel auch zu erreichen. Sie werden die richtigen Leute kennen lernen, die Ihnen dabei helfen, die richtigen Methoden zu erlernen und so weiter. Aber sehen Sie jedes Problem nicht als Problem, sondern als Chance! Als Gelegenheit, im Leben dazu zu lernen.

Sie vollziehen somit eine Evolution des eigenen Ichs!

Mein abschließender Rat an Sie lautet: Ziehen Sie für sich persönlich das Beste aus meinem Buch. Verstehen Sie es als Schritt in die richtige Richtung und bitte nicht als neue Fitness oder Gesundheitsbibel! Denn auch mein Wissen unterliegt einer kontinuierlichen Evolution!

Das was ich in diesem Buch schildere, ist mein persönlicher Wissensstand, zum Entstehungszeitpunkt dieses Buches, in seiner ersten Auflage, im Jahre 2014. Da auch ich jeden Tag dazulerne und meine bisherigen Kenntnisse hinterfrage und erweitere, unterliegen auch meine Ansichten Entwicklungsprozessen! Darüber Hinaus sind meine Aussagen mit Sicherheit nicht der

Weisheit letzter Schluss! Denn nur eine Sache im Leben ist konstatn, die Veränderung!

Ich hoffe Sie hatte genau so viel Spaß beim Lesen dieses Buches, wie ich beim Schreiben. Wenn mein Werk dazu dient Ihnen Kindern eine gesunde und starke Zukunft zu bescheren, dann hat es seinen Zweck mehr als erfüllt.

Herzlichst,

Ihr Bernd Stößlein

Literaturverzeichnis

Das Beharrungsvermögen der Adipozyten oder warum alle Diäten versagen - Meldung im Deutschen Ärzteblatt vom 7. Mai 2008, http://www.aerzteblatt.de/nachrichten/32264, Zugriff v. 28.02.2014.

Eyermann R. (2000): Sind unsere Kinder noch gesund?, in: Deutsche Zeitschrift für Sportmedizin, 51. Jg. (4), S. 148-149.

Fesseler N. (2003): Sport, Spiel und Bewegung in der Ganztagsschule: Freizeitgestaltung oder Schulprogramm, in: Zeitschrift für Erziehung und Schule, (3), S. 210-225.

Gabler P. (1998): Motorische Entwicklung und Leistungsfähigkeit von Schulkinder in Abhängigkeit von Alter und Geschlecht, in: Haltung und Bewegung, 12. Jg. (4), S. 16-22.

Götzinger, E.: Reallexicon der Deutschen Altertümer. Leipzig 1885., S. 899.

GVBl 2008, S. 684, (http://www.gesetze-bayern.de/jportal/portal/page/bsbayprod.psml?showdoccase=1&doc.id=jlr-VoSchulOBY2008V10Anlage2, Zugriff v. 26.02.2014

H.-K., Ernährungsmedizin: nach dem Curriculum Ernährungsmedizin der Bundesärztekammer, 2004, S. 337

Hurrelmann K. (1999): Jedes fünfte Kind ist nicht gesund, in: Ärztezeitung, 134. Jg. (7), S. 4-8.

Kofranyi, Jekat et. Al 1970.

Kohl M. (2004): Sport im Ganztag-ein neuer Baustein der Kooperation Schule -Sportverein, in: Begriff Sport, 26. Jg. (3), S.14-19.

Laging R./Schillack G. (2000): Die Schule kommt in Bewegung-Konzepte, Untersuchungen und praktische Beispiele zur Bewegten Schule, Hohengehren.

Naul R. (2005): Bewegung Spiel und Sport in offenen Ganztagsschulen, in: Sportunterricht, 54 Jg., S. 68-72.

Oelerich G. (2007): Ganztagsschulen und Ganztagsangebote in Deutschland-Schwerpunkte, Entwicklungen und Diskurse, in: Bettmer F./Maykus S./Prüß F./Richter A (Hrsg.): Ganztagsschule als Forschungsfeld-Theoretische Klärungen, Forschungsdesigns und Konsequenzen für die Preisentwicklung, 1. Auflage, Wiesbaden, S. 13.

Poliquin   Group
http://www.poliquingroup.com/ArticlesMultimedia/Articles/Articl
e/270/Fleisch_und_N%C3%BCsse_zum_Fr%C3%BChst%C3%B
Cck.aspx?lang=DE, Zugriff v. 06.03.2014) 2010

Robert Koch-Institut, Bundeszentrale für gesundheitliche Aufklärung (2008): Erkennen-Bewerten-Handeln: Zur Gesundheit von Kinder und Jugendlichen in Deutschland, S. 41-43.

Scillato-Yané, G. J., Carlini, A. A., Tonni, E. P., and Noriega, J. I., (2005). Paleobiogeography of the late Pleistocene pampatheres of South America. Journal of South American Earth Sciences Volume 20, Issues 1-2, Pages 131-138.

www.ingramcontent.com/pod-product-compliance
Lightning Source LLC
Chambersburg PA
CBHW060623290526
45793CB00001B/114